Comment on se préserve des Maladies d'Estomac

PAR LE

DOCTEUR SAINT-AUBIN
Membre de la Société Française d'Hygiène

PARIS
IMPRIMERIE GUSTAVE PICQUOIN
53, RUE DE LILLE, 53

Comment on se préserve

des

Maladies d'Estomac

Comment on se préserve

des

Maladies d'Estomac

PAR LE

DOCTEUR **SAINT-AUBIN**

Membre de la Société Française d'Hygiène

PARIS

IMPRIMERIE GUSTAVE PICQUOIN

53, RUE DE LILLE, 53

INTRODUCTION

L'estomac est, sans contredit, l'organe dont le fonctionnement régulier est le plus indispensable au bon état de l'ensemble du corps humain. C'est lui qui entretient la vie, en recevant les forces quotidiennes, et en les distribuant jusqu'aux atomes les plus éloignés des membres : à l'état de santé du corps, c'est le pourvoyeur des forces ; à l'état de maladie, il demeure chargé de la délicate mission de lutter contre les germes pathogènes, et il est d'autant plus apte à ce combat que sa structure et sa physiologie sont saines. Si ce n'est pas par lui que débutent toutes les maladies, toutes cependant ont un retentissement fâcheux sur lui.

Aussi tant qu'il est en bon état, on peut bien augurer, même de certaines situations graves; et c'est ce qui fait dire : « Espérons toujours, la place d'armes est solide. »

Il faut donc être bien persuadé qu'un bon estomac est ce qu'il y a de plus précieux pour chaque individu, quel qu'il soit, puisque le malade le plus grave ment atteint s'estime heureux quand l'appétit donne encore et que la digestion s'opère dans des conditions normales. Il ne faut point s'étonner, par contre, de l'influence considérable que produit, sur celui qui en souffre, la plus petite affection de l'estomac ; il devient morose, irritable, hypocondriaque ; c'est le marasme enfin.

Malheureusement, et les statistiques sont là pour le prouver, ceux qui souffrent de l'estomac sont légion, et leur nombre ne peut que s'accroître, tant sont fertiles et diverses les causes premières des maladies de cet organe.

Il n'y a pas de maladies plus communes aujourd'hui que la gastralgie, les différentes dyspepsies, l'atonie, les crampes, les aigreurs, les pituites, les vertiges stomacaux, et certes, il n'est pas d'affections plus pénibles, pour ne pas dire plus cruelles que celles-là.

Quelle vie est faite, en effet, aux malheureux souffrant de l'estomac ! Ou bien ils n'ont pas d'appétit, ils ne mangent pas, pâlissent et maigrissent, quand ils voient, autour d'eux, leurs parents et leurs amis gais, bien portants et pouvant satisfaire, avec plaisir, le besoin qu'éprouve l'organisme de réparer, par la nourriture, les pertes qu'il subit, du fait même de la vie.

Ou bien, ils ont un peu ou beaucoup d'appétit, ils ont envie de manger, et il leur semble qu'ils vont dévorer, avec avidité, les mets qu'ils ont sous les yeux; mais, aux premières bouchées, ils sont déjà repus, ou une douleur atroce de l'estomac, qui se refuse à toute fonction, les rappelle à la réalité de leur situation.

Et ce n'est pas tout : car l'état général subit bientôt le contre-coup du mal ; après le marasme, la cachexie fait son apparition avec toute sa suite de faiblesses, d'idées noires, de peines et de tristesses.

Enfin, ce qui est plus grave encore si possible, c'est que l'estomac, par sa situation dans le corps humain, est en relations directes avec les intestins, le foie, les reins et, par suite, toute affection qui l'atteint peut se propager rapidement à ces divers organes.

Les causes qui déterminent les affections stomacales sont excessivement nombreuses et différentes entre elles; aussi les examinerons-nous tout spécialement; cependant, il ne faut pas oublier que, dans la plupart des cas, la prédisposition organique joue un grand rôle.

Et puis n'y a-t-il pas un peu de la faute des malades eux-mêmes. Certains n'écoutent que bien difficilement les conseils de l'hygiène, et ne veulent se priver d'aucune satisfaction du goût et du palais; d'autres, au contraire, se soignent à tort et à travers et admettent sans réflexion, sans garantie, les offres les plus abracadabrantes de traitement : une même poudre, par exemple, guérissant aussi bien la gastrite que la dyspepsie, le cancer que la simple atonie! Mais, passons.

Nous n'avons pas la prétention, dans les chapitres qui suivent, de faire un cours médical, mais seulement de présenter des données d'ensemble exactes et précises, qui permettent aux malades de se guider dans la connaissance d'eux-mêmes : car ce livre n'est pas un recueil de théories discutables, mais un résumé de conseils destinés, comme le titre l'indique, à préserver, autant que possible, des affections stomacales ceux qui en sont menacés, et à guider dans l'hygiène ceux qui en sont atteints. Il sera indispensable tout d'abord de traiter brièvement de l'anatomie et de la physiologie générales de l'estomac, puis d'esquisser aussi clairement que nous pourrons, les différents états morbides dont il peut être atteint, nous en tenant aux affections stomacales primitives, c'est-à-dire à entité pathologique bien définie. Nous ne pouvons, en effet, avoir pour but l'étude de celles qui ne sont que des symptômes d'autres affections particulières, comme la dyspepsie des tuberculeux, les vomissements incoercibles de la grossesse, etc. : ce sont des résultats de causes à effets, qui entraîneraient à toute l'histoire de la pathologie, et dépasseraient considérablement le cadre précis que nous nous sommes imposé.

L'ESTOMAC

Anatomie et Physiologie.

L'estomac est un réservoir à la fois membraneux et musculaire à forme allongée, dans le genre d'une cornemuse, situé entre le diaphragme, la rate et les intestins. Il présente deux ouvertures : l'une supérieure, appelée *cardia*, qui reçoit les aliments mâchés par les dents ; l'autre inférieure, portant le nom de *pylore*, qui sert d'intermédiaire entre l'*estomac* et les *intestins*.

Le plus grand diamètre de l'estomac est transversal, c'est-à-dire d'un côté à l'autre du corps ; mais lorsqu'il est rempli par les aliments, il perd cette direction et, devenant oblique, le pylore se dirige un peu en avant.

La surface intérieure de l'estomac est d'un blanc rougeâtre, marbré ; elle est enduite d'une mucosité épaisse et, pendant la digestion, elle secrète une liqueur qui doit être *suffisamment acide sans exagération;* cette liqueur s'appelle le *suc gastrique*. Les parois de l'estomac sont formées de trois couches : la plus extérieure est de la nature des membranes séreuses, très fine et délicate et formée par le péritoine. Au milieu se trouve la tunique musculeuse, composée de fibres qui servent à faire contracter l'estomac et exécuter les mouvements nécessaires pour mêler et faire avancer les aliments; enfin, la membrane interne ou muqueuse sert de revêtement et de vernis.

L'*intestin grêle* s'étend du duodenum au gros intestin; il se replie un grand nombre de fois sur lui-même, et quoiqu'il soit petit de capacité, on estime que sa longueur est quatre fois celle totale du corps, soit de 6 à 7 mètres environ. L'intestin grêle offre les trois tuniques déjà dénommées dans l'estomac : c'est-à-dire que de l'extérieur à l'intérieur, on trouve la *séreuse*, la *musculeuse* et la *muqueuse*. Le *colon* constitue le *gros intestin* proprement dit : sa longueur est de 1 m. 25 environ.

Les propriétés physiologiques de l'estomac sont de quatre sortes : 1° la contraction, qui permet à cet organe de recevoir les aliments dans sa cavité et de les pousser vers le duodénum ; 2° la sécrétion, qui s'opère pendant la digestion (le liquide que secrète l'estomac est l'agent principal de la digestion) ; 3° la sensation, qui consiste en une sensibilité spéciale que nous éprouvons lorsque, par exemple, nous avons faim ; 4° la sympathie étroite qui existe entre l'estomac et un grand nombre d'autres organes, sur lesquels les affections stomacales peuvent retentir.

Telles sont résumées la structure anatomique et la physiologie de l'estomac.

LA DIGESTION

Mécanisme et Physiologie.

La digestion est la fonction par laquelle les aliments, introduits dans le tube digestif, sont élaborés et envoyés ensuite, sous une forme liquide, dans l'organisme général.

La digestion se compose de trois parties : la *mastication ou digestion buccale*, la *digestion stomacale*, *la digestion intestinale* et enfin le rejet des substances qui n'ont pu servir à la nutrition, ou expulsion des déchets alimentaires.

Depuis la bouche jusqu'à l'anus, les aliments sont constamment mis en mouvement et poussés, pour ainsi dire, tout le temps, devant eux, par des contractions successives des fibres musculaires de l'œsophage, de l'estomac et de l'intestin, contractions qui sont appelées *mouvements péristaltiques*.

Il arrive quelquefois que ce mouvement se produit en sens inverse et produit alors le vomissement. C'est ce qui arrive dans l'indigestion et dans certains spasmes de l'œsophage.

Digestion buccale. Une fois les aliments introduits dans la bouche, ils y sont broyés et divisés par les dents, qui doivent faire un travail préparatoire très important. Ce sont elles qui sont chargées d'éviter aux organes suivants le plus de travail possible. En effet, plus la nourriture est divisée et mâchée, moins les muscles de l'estomac ont à déployer d'énergie pour terminer le travail, aussi une bonne mastication est-elle le plus précieux adjuvant d'une bonne digestion.

En même temps que les dents fonctionnent, les glandes salivaires situées dans les joues, sous la mâchoire inférieure et sous la langue, secrètent plus ou moins de salive, destinée non seulement à humecter la substance nutritive, mais encore à commencer l'action chimique de la digestion, par les propriétés d'une substance particulière que contient cette salive et appelée la *ptyaline*. La ptyaline a surtout pour effet de transformer les substances amylacées, les principes féculents, pain, farineux, en sucre et en glucose. La langue est chargée, pendant ce temps, de ramener sous les dents les parcelles alimentaires disséminées dans la bouche. Une fois ce travail terminé, les aliments forment une petite masse ronde, prête à subir la déglutition et qu'on appelle *bol alimentaire.*

Le bol alimentaire est jeté dans l'estomac, non seulement par son propre poids, mais encore par la force élastique de l'œsophage, qui le conduit jusqu'au cardia. Cette puissance élastique est très grande, puisqu'on peut très bien arriver à introduire dans la poche digestive, de la nourriture ou de la boisson, dans une position diamétralement contraire à la normale ; c'est-à-dire la tête en bas et les jambes en l'air. En général les liquides sont plus faciles à avaler que les solides, néanmoins il y a des cas, perforation ou paralysie, où les aliments solides seuls parviennent à l'estomac : les liquides ne passant qu'avec beaucoup de difficulté.

Digestion stomacale ou chymification (seconde partie de la digestion). Une fois dans l'estomac, les aliments subissent le contact du suc gastrique, qui est secrété par les parois stomacales : ils y sont mélangés intimement par des contractions qui se produisent en différents sens, de manière à les déplacer constamment en les portant du cardia au pylore. Pendant ces allées et venues, le suc gastrique a humecté et ramolli la masse alimentaire qui se trouve ainsi peu à peu convertie en une matière molle, grisâtre et acide, que l'on appelle *le chyme*. Le principe actif du suc gastrique est la pepsine, destinée à transformer les principes albuminoïdes en peptones assimilables. Le temps pendant lequel les aliments séjournent dans l'estomac varie : chez certaines personnes, ils restent 5 à 6 heures; chez d'autres 3 ou 4 seulement : d'ailleurs, cette durée varie avec l'âge, la force, les tempéraments, certaines dispositions, etc. Certains aliments peu nutritifs comme certains fruits aqueux, les légumes verts et tendres, épinards par exemple, restent peu longtemps dans l'estomac et sont facilement digérés; il en est de même des œufs à la coque peu cuits, de certaines viandes blanches, etc. D'autres aliments, très nutritifs, demeurent plus longtemps dans la cavité : ainsi la viande de porc, de bœuf, de mouton, le gibier, les œufs durs, le boudin, la charcuterie : ces aliments soutiennent mieux, comme on dit, et ils sont préférables pour les personnes qui, ayant un très bon estomac, doivent supporter beaucoup de fatigue. Les liquides passent très rapidement à travers l'estomac et une grande partie même est absorbée directement par lui. La rapidité de cette absorption explique pourquoi le besoin d'uriner se fait sentir très peu de temps après l'ingestion de certaines boissons, vins blancs, eaux gazeuses, etc., les liquides étant très vite filtrés par les reins. Pour la même cause, les médicaments en solution agissent très vite.

Digestion intestinale ou chylification. — Une fois bien ramollie, la substance alimentaire se présente au pylore, c'est-à-dire à l'orifice inférieur de l'estomac. A ce moment, comme nous l'avons dit, c'est une pâte jaunâtre, molle, qui entre par parcelles dans le duodénum; elle rencontre bientôt sur sa route certains liquides destinés à compléter son élaboration, et qui sont la *bile* produite par la vésicule biliaire et le foie, le *suc pancréatique* secrété par le pancréas, et le *suc intestinal* fourni par les glandules de la muqueuse de l'intestin.

Sous l'influence de ces divers liquides, le chyme abandonne toute la partie inutile incapable de servir à la nutrition et qui doit être rejetée plus tard, et conserve toute la substance assimilable qui devient par le fait de ce triage inconscient et involontaire, un liquide blanchâtre un peu semblable à du lait, et qui, appelé *chyle*, va passer dans la circulation directement. Ce passage s'opère par l'intermédiaire d'une foule de petits vaisseaux qui serpentent à la surface de l'intestin, qui pompent pour ainsi dire le chyle et le conduisent dans un gros canal appelé *canal thoracique* qui se mêle directement au sang. — Le but de la digestion est atteint; il ne reste plus qu'à accomplir l'expulsion des matières fécales. Ces déchets continuant leur chemin dans l'intestin grêle, passent dans le gros intestin, et attendent là les contractions musculaires qui doivent débarrasser le rectum.

Voilà, en quelques mots précis, l'ensemble du travail de la digestion ; nous nous en sommes tenus aux grandes lignes pour ne pas embarrasser la description de grands mots scientifiques, fastidieux pour le lecteur.

Pathologie Stomacale

L'INDIGESTION

C'est un trouble fonctionnel, qui ne permet pas aux substances alimentaires de subir, dans le tube digestif, l'élaboration nécessaire.

Les causes qui la produisent sont on ne peut plus variées. Nous énumérons les principales d'entre elles :

L'une des plus fréquentes est, sans contredit, la trop grande quantité des aliments consommés.

Une autre cause bien efficace d'indigestion se trouve dans la qualité plus ou moins mauvaise de certains aliments. Lorsque cette circonstance se rencontre avec la quantité trop considérable, il est bien rare que l'indigestion ne se présente pas sous un aspect beaucoup plus grave, et avec un cortège d'accidents quelquefois formidables. C'est ainsi que les indigestions occasionnées par la charcuterie, par les salaisons, par les crudités, par les viandes pas fraîches, par celles qui sont faisandées ou déjà altérées par un mouvement spontané de décomposition, sont les plus dangereuses.

Nous indiquerons rapidement ceux des aliments dont on fait un plus fréquent usage, et dont il est toujours bon de consommer très modérément si l'on veut éviter d'en être incommodé. De ce nombre sont :

Les *aliments crus* (les artichauts, dits à la poivrade, les cornichons, les raves et les radis, toutes les racines, côtes et autres parties des végétaux qui n'ont pas été soumises à la *cuisson;* les fruits verts. etc.)

Presque tous les *légumes secs*, tels que les haricots, les fèves, s'ils sont *mal ou peu cuits*; il faut ajouter la choucroute, les choux rouges, et, en un mot, toutes les substances susceptibles d'éprouver, soit par elles-mêmes soit par leur mode vicieux de préparation, un commencement de fermentation dans l'intérieur des voies digestives. Les provisions gâtées ou détériorées d'une manière quelconque, sont encore dans la même catégorie.

Les aliments *visqueux*, le cochon de lait, et toutes les parties trop gélatineuses, comme les pieds de mouton et la tête de veau.

Les aliments durs ou *coriaces*, les aponévroses, tendons, ligaments, cartilages, etc., de la plupart des animaux.

Les aliments *desséchés*, *fumés* ou *salés :* méthode qu'on met en pratique dans presque tous les pays pour la conservation des viandes de porc, pour celle de beaucoup de poissons, etc.

Les aliments forts et de haut goût, tels que le *gibier à chair noire* et odorante (le cerf, le chevreuil, le lièvre, le faisan, l'oie, le canard, etc.) ; on sait encore combien le sang cuit, ou boudins, et les cervelas, sont lourds et de pénible digestion.

Nous terminerons cet aperçu des principaux aliments indigestes, par l'indication des fruits cucurbitacés (melons, potirons, concombres, etc.), qui généralement causent de fréquents renvois, signes certains de la difficulté de leur digestion.

La nature des boissons est encore une cause puissante d'indigestion. Prises avec excès, les boissons fermentées manquent rarement de la déterminer. On sait aussi que l'ivresse s'accompagne presque toujours d'indigestion. Les liqueurs en petite quantité peuvent quelquefois stimuler les fonctions digestives, mais leurs avantages ne sauraient compenser en rien leurs inconvénients.

Dans les climats chauds, il y a un grand nombre d'indigestions, qui sont dues à l'ingestion subite d'une boisson très froide; et chez nous-mêmes, l'eau à la glace, les sorbets, les vins frappés ne nous fournissent-ils pas tous les jours des exemples de ce genre, dans la belle saison?

Tout le monde sait que si l'on se met à table, immédiatement après une violente émotion, une frayeur, un accès de colère, une triste nouvelle ou un transport de joie, l'agitation qui en résulte est peu propre à favoriser l'accomplissement d'une bonne digestion. On conçoit aisément que, si ces fâcheuses dispositions viennent à se manifester durant le repas, ou peu de temps après, elles n'en troublent que plus fortement encore les fonctions de l'appareil digestif. Personne n'ignore pareillement, que si l'on mange avec trop de précipitation, sans prendre la peine de mâcher, sans boire suffisamment, etc., l'élaboration subséquente des aliments qu'on a pris ainsi, en est rendue beaucoup plus difficile.

Enfin, la même imperfection digestive ne manque guère de se faire remarquer chez les sujets délicats, s'ils se livrent à l'étude, sitôt après le repas, comme y sont fréquemment contraints les savants et les gens de lettres, qui se trouvent pressés par quelques travaux qui ne peuvent souffrir de retard.

Il existe un grand nombre de degrés et de variétés, dans les phénomènes que présentent les indigestions, qui peuvent être simples ou compliquées, légères ou fortes, longues ou rapides, complètes ou incomplètes, avec ou sans évacuation notable.

Notre intention ne peut pas être de donner, ici, une description spéciale et détaillée de chaque espèce d'indigestion ; il sera suffisant, sans doute, pour une affection, d'ailleurs si commune et si vulgaire, d'en retracer une esquisse générale; en prévenant, au reste, qu'un assez grand nombre de symptômes peuvent et même doivent manquer, suivant que l'indigestion est stomacale ou intestinale, forte ou faible, simple ou compliquée, etc.

Les indigestions ne se manifestent ordinairement que quelques heures après le repas. On éprouve d'abord un malaise général, un état d'anxiété, de plénitude et de pesanteur, dans la région sus-ombilicale (l'épigastre), accompagné de chaleur, d'ennui, de tristesse, etc. La langue se salit ; le dégoût, qui s'était fait ressentir dès les premiers instants, augmente de plus en plus ; des eaux aigres viennent inonder la bouche, et les nausées se multiplient, des hoquets souvent fort incommodes se déclarent plus ou moins longtemps. Il en est de même de la dyspnée, ou gêne de la respiration. Cet état d'angoisse encore peu considérable se prolonge une heure ou deux, et quelquefois plus ; puis des éructations ou rapports font place à de violents efforts de vomissements répétés, et plus ou moins copieux, selon la qualité et la quantité des aliments ingérés, ou bien encore selon le degré d'irritation qu'ils ont fait éprouver aux tuniques de l'estomac. Il arrive presque toujours aussi que les malades se plaignent d'une très forte céphalalgie ou mal de tête ; quelquefois leur visage se colore ; d'autres fois, il devient d'une pâleur effrayante.

Surviennent enfin des évacuations, d'abord à demi solides, puis liquides, et qui diffèrent par leur abondance, leur nombre et leur durée, d'après les diverses circonstances qui ont concouru à provoquer et à déterminer l'indigestion. Ces symptômes sont ordinairement les derniers des indigestions proprement dites; ils soulagent promptement les malades, du moins dans la plupart des cas, et achèvent de les rétablir, en enlevant la cause de leur indisposition, et en leur permettant de s'abandonner à un repos, durant lequel les fonctions, qui avaient été accidentellement troublées, rentrent peu à peu dans leur état normal.

Le remède domestique, auquel on a le plus souvent recours, quand on se sent incommodé, après avoir mangé, n'est pas toujours le mieux approprié : le thé, en effet, n'est vraiment utile que lorsque l'indigestion provient de l'insuffisance de forces gastriques, de la faiblesse de l'estomac, du défaut d'excitation de ce viscère ou du manque d'assaisonnement d'aliments trop peu stimulants par eux-mêmes, comme le sont, par exemple, les farineux et toutes les substances alimentaires peu sapides. Mais, dans des conditions opposées, l'excitation produite par le thé, loin de seconder le travail de la digestion, ajoute, au contraire, à l'irritation déjà trop grande dont l'estomac est le siège.

En même temps qu'on donne des boissons aqueuses abondantes, qui ont pour premier effet de délayer les aliments non digérés, il est à propos d'essayer de décider les vomissements, non seulement par la fréquente ingestion de ces liquides délayants et tièdes, mais aussi par la titillation de la luette, à l'aide des barbes d'une plume, ou par l'introduction des doigts jusqu'au fond de l'arrière-bouche. Quant aux autres moyens que l'on peut opposer aux indigestions, l'intervention du médecin devient indispensable, à cause des inconvénients graves et du danger même qui pourraient résulter de l'administration intempestive d'agents doués d'une grande activité.

LES DYSPEPSIES

Le mot dyspepsie, de son étymologie grecque, *dys*, difficilement, et *pepsie* digestion, signifie textuellement mauvaise digestion.

La dyspepsie est une maladie due à une altération des fonctions chimiques de l'estomac, à une formation vicieuse des sécrétions normales, du suc gastrique en particulier. Ce n'est pas une maladie essentielle : elle est liée à plusieurs états pathologiques différents de l'organe, excès ou manque d'acides, atonie des parois, relâchement des muscles, névroses de l'organe, ulcérations de la muqueuse, etc.

Voici, d'ailleurs, une description succincte des différentes dyspepsies :

— La dyspepsie *hyperchlorhydrique*, ou *dyspepsie acide*, est caractérisée par un sentiment de chaleur et de brûlure au niveau de l'estomac. Cette chaleur augmente parfois pendant la nuit ; et il se produit en même temps des sensations brûlantes à la gorge, le long de l'œsophage et à la bouche avec des renvois d'eau sûre et acide. La langue est rouge vif sur les bords et la pointe, très blanche et chargée au milieu. La douleur est plus ou moins vive, mais augmentée par le vin, l'alcool, les liqueurs, les épices et les aliments un peu irritants ; parfois même la moindre nourriture suffit pour exaspérer le mal. A une période plus avancée, les vomissements ont lieu avec rejets de matières glaireuses, comme dans la gastrite; ils deviennent souvent habituels. Le malade a des pituites.

Il existe une forme de cette dyspepsie, où les symptômes sont moins bien tranchés ; il se produit tout le long du tube digestif, comme une sensation de chaleur ou de brûlure, avec empâtement de la bouche, et enduit blanc sur la langue : les selles généralement très dures entraînent avec elles des parcelles de mucosités intestinales, symptômes de congestion catarrhale, mais les renvois d'eau sure peuvent manquer et les vomissements n'ont pas lieu.

— *La dyspepsie atonique* est une des maladies d'estomac les plus fréquentes. Comme son nom l'indique, elle provient soit de la faiblesse, de l'anémie, de l'atonie de l'organisme général, soit de la faiblesse de l'estomac seulement, ou encore du manque d'acidité du suc gastrique, *anachlorhydrie.* En général, les personnes faibles et débilitées *digèrent mal;* elles n'ont pas précisément une maladie d'estomac, mais leurs digestions sont mauvaises. Elles sont, pour ainsi dire, faibles de partout. Mais quelquefois, certaines constitutions robustes, sanguines même, ont des digestions laborieuses, et cela tient à de l'atonie de l'estomac en particulier; c'est à la suite d'excès de nourriture, de fatigue, de surmenage, d'une émotion vive, soit pénible, soit joyeuse. Cette dyspepsie est surtout caractérisée par une sensation de lourdeur, de gêne, de plénitude de l'estomac. Au moment de la digestion, on éprouve le besoin de se desserrer, de respirer plus librement, les vêtements semblent comprimer le ventre et peser plus fort que de coutume ; le corset chez la femme devient presque insupportable. Il existe souvent de la somnolence et même un peu de torpeur; l'estomac est un peu tendu, sensible vers le creux épigastrique, et il fait souvent entendre des bruits de *glouglou* ou de *gargouillement.* La *dyspepsie atonique* est généralement très gênante et pénible, mais pas très douloureuse. Cependant, il arrive quelquefois qu'au lieu d'une simple sensation de gêne et de malaise, de plénitude, il survienne de véritables douleurs aiguës, siégeant dans la région de l'estomac ou du dos, dans les côtes, le plus ordinairement sans vomissements. C'est ce qu'on appelle *des crampes.* On donne alors à la maladie le nom de *dyspepsie gastralgique*, parce que les douleurs sont les mêmes que dans la gastralgie simple.

Cette même dyspepsie peut encore être le résultat d'une débilité nerveuse générale ; en réalité, il n'y a pas lésion stomacale, mais la prédominance morbide du système nerveux sur l'ensemble de l'organisme, chez les femmes surtout, détermine une faiblesse consécutive des fonctions digestives, qui pour ainsi dire sans guide et sans soutien, arrivent au gré des nerfs, à l'atonie absolue, avec inertie complète de l'estomac et de l'intestin. C'est la *dyspepsie névrosthénique.*

— *Dyspepsie flatulente.* — Cette dyspepsie, qui est souvent due aussi à l'atonie des parois de l'estomac, est si commune et si bien tranchée dans ses symptômes, que le malade peut presque la diagnostiquer lui-même ; c'est celle qui s'accompagne d'une quantité de renvois de gaz par la bouche ou les intestins : c'est la *dyspepsie flatulente.* Immédiatement, ou quelque temps après l'ingestion des aliments, le ventre se ballonne et se gonfle; on sent qu'il est plein de gaz. Les renvois peuvent avoir lieu facilement, et leur dégagement soulage pour quelque temps seulement, car la fermentation se reproduit presque instantanément ; ou bien, au contraire, les éructations se produisent très difficilement, ou même pas du tout, et alors ce sont des douleurs, de l'oppression, des points très douloureux de différents côtés, car les intestins participent à leur production, fixes ou mobiles, occupant un endroit et un autre à des intervalles de quelques instants. Les renvois sont tantôt inodores, tantôt avec une odeur d'œufs pourris, ou une saveur amère.

Dyspepsie émotive. — Il arrive très souvent que sans lésions particulières de l'organe digestif, il se produit des troubles graves et réels à la suite de dépressions morales ou nerveuses, émotions fortes, chagrins, peines violentes, ébranlements cérébraux. Ces troubles déterminent de véritables dyspepsies qui n'offrent pas de caractères absolument particuliers, mais qui, suivant le tempérament ou la prédisposition du malade, présentent les symptômes soit de l'atonie, soit de la gastralgie ou souvent encore de la dyspepsie acide.

Dyspepsie symptomatique. — Par ce mot, j'entends non pas une entité morbide particulière et distincte, mais une affection stomacale, qui n'est que le retentissement d'une autre maladie plus ou moins grave, plus ou moins chronique, sur les organes digestifs. J'ai dit que la plupart des lésions organiques atteignaient l'estomac, par action réflexe; le foie dans l'hépatisme, le cœur dans les différentes cardiopathies, les poumons dans les bronchites et la tuberculose, les organes génitaux eux-mêmes comme l'utérus et les ovaires, dans la métrite, font payer un large tribut de souffrances à la nutrition. Il en est de même pour les rhumatismes, la gravelle, etc. C'est cette sorte de dyspepsie qu'on qualifie de symptomatique, parce qu'elle n'est, en quelque sorte, qu'un symptôme de ces différentes affections : elle n'a pas de caractères particuliers, et emprunte à chaque dyspepsie, ou même à la gastrite, des phénomènes variables suivant la disposition ou le tempérament de chaque individu. Chez l'un ce seront les douleurs qui domineront, chez un autre, la flatulence, et chez un troisième, les vomissements, sans pour cela que l'organe lui-même en soit autrement modifié. Cette dyspepsie doit être soignée en même temps et aussi bien que la maladie qui l'occasionne, pour éviter la chronicité, qui s'établit si facilement dans les affections du tube digestif.

Dyspepsie d'origine alimentaire. — Sous ce nom, on désigne les troubles dyspeptiques, qui se produisent chez les personnes ayant un excellent estomac, mais qui sont gros mangeurs, ou absorbent de trop grandes quantités de liquide. D'où deux variétés de cette forme de dyspepsie.

Lorsque les troubles sont dus à l'excès de liquide, le suc gastrique, dilué à l'extrême, est incapable de transformer les aliments, parce qu'il ne renferme pas d'acide suffisamment concentré.

En cas d'absorption alimentaire excessive, l'estomac accomplit d'abord normalement son travail, mais au bout d'un certain temps, la digestion ne peut plus être accomplie.

Les symptômes sont différents dans les deux cas. Si la cause est la trop grande quantité de liquide, le malade éprouve, après le repas, une sensation de plénitude et de gonflement, qui peut être accompagnée d'anxiété respiratoire, plus ou moins marquée ; souvent, il se produit des régurgitations de parcelles alimentaires non digérées, mélangées de liquide sans saveur et dépourvu d'acidité, preuve que la digestion ne peut s'accomplir, en raison même de la faiblesse des sucs digestifs. Cet état persiste parfois pendant plusieurs heures, jusqu'à ce que la résorption des boissons ait pu permettre au suc gastrique de prendre une concentration suffisante, alors seulement la digestion commence comme elle s'accomplit normalement.

Le gros mangeur, au contraire, commence normalement sa digestion ; mais au bout de quelque temps, il éprouve un malaise caractéristique, somnolence, quelquefois vomissements. On n'observe pas de fermentation vicieuse, il n'y a absolument qu'un arrêt de la fonction, parce que la puissance digestive n'est pas égale au travail à accomplir, et qu'il n'y a plus assez de sécrétion gastrique pour la quantité d'aliments ingérés.

Le traitement dépend uniquement de l'hygiène. Lorsque les troubles dyspeptiques sont dus à un excès d'ingestion de liquide, il faut diminuer lentement et progressivement leur quantité, car la suppression brusque de la boisson abondante amène parfois des vertiges extrêmement pénibles. On peut, du reste, autoriser le malade à boire à volonté après ses repas, c'est-à-dire, après une ou deux heures, une fois que la digestion est commencée. Seulement, le rationnement doit être sévère pendant le repas. En opérant ainsi, les sucs digestifs gardent leur puissance et la digestion peut ensuite s'opérer, malgré l'apport tardif d'une assez grande quantité de liquide. Chez les gros mangeurs, on voit disparaître bien vite les accidents, en réglant avec soin la quantité d'aliments ingérés, et en surveillant l'état de l'intestin, s'il y a tendance à la constipation (Dr A. Robin).

Le gros mangeur ne doit pas s'entendre seulement de l'homme qui absorbe visiblement trop de nourriture, en raison de son gros appétit, mais aussi des sujets, plus nombreux qu'on ne le pense généralement, qui ont des capacités digestives médiocres, et sont surchargés par une quantité d'aliments qui, au point de vue absolu, peut ne pas sembler exagérée. Par conséquent, le raisonnement devra être appliqué même chez les gens qui semblent manger modérément, toutes les fois que les troubles signalés apparaîtront.

Dyspepsie intestinale. — Il arrive quelquefois que la digestion stomacale se fait assez bien et la première partie de l'élaboration de la substance alimentaire s'accomplit d'une manière normale : mais dès que le chyme arrive dans l'intestin il se produit des douleurs plus ou moins vives, lancinantes, parfois même déchirantes, semblables à des tortillements. Ces crises sont appelées dyspepsie intestinale, ou entéralgie et sont aussi pénibles sinon davantage, que les dyspepsies stomacales. En ce cas, il existe presque toujours dans les selles des matières mucilagineuses, blanchâtres, ressemblant parfois à des morceaux de vers ou comparables à du macaroni, matières que les malades attribuent volontiers à leur état d'inflammation. Ce qui est souvent exact.

— Il est bon et utile de parler aussi de la dyspepsie des tout jeunes enfants, autrement dit, l'*athrepsie*. L'enfant est maigre, pâle, les yeux sans vivacité, les lèvres décolorées.

Après chaque tétée, il a des coliques, il crie, il s'agite, sa figure exprime l'anxiété : ventre gonflé, douloureux au toucher, gargouillements fréquents avec les selles contenant des morceaux de lait caillé mal digéré et d'une odeur fétide. L'enfant demande le sein ou le biberon à chaque instant ; en même temps les vomissements se produisent, qui affaiblissent et amaigrissent considérablement le petit patient. La mère vigilante doit recourir de suite aux soins du médecin expérimenté.

LA DILATATION

Je ne parlerai que pour mémoire de cette affection de l'estomac que pour aucun motif on ne devrait considérer comme entité morbide séparée. La véritable dilatation, qui est le propre des personnes absorbant de grandes quantités de liquides, peut produire certainement de sérieux désordres ; mais on doit aussi dire que, de nos jours, on est trop enclin à mettre sur le compte de la dilatation toutes les maladies d'estomac qu'on ne peut pas bien définir. En général, la dilatation n'est autre chose que le résultat de l'atonie des parois de l'estomac avec toutes ses conséquences, pesanteurs, lenteurs digestives, flatulence, etc. Aussi doit-on faire rentrer ce cas dans la *dyspepsie atonique* simple.

LA GASTRALGIE

Le terme de gastralgie signifie, en général, *douleur de l'estomac*. On pourrait donc le faire servir à désigner toutes les affections stomacales, mais on a pris l'habitude de ne l'employer que dans les cas où l'élément nerveux domine.

Cette affection, qui fait partie des maux qui atteignent l'appareil digestif, a les mêmes causes que beaucoup de maladies.

Si l'on tient compte de la quantité de nerfs, qui, par le cerveau, la moelle épinière et le grand sympathique, vivifient l'estomac, on comprendra facilement pourquoi il devient le centre d'altérations si diverses ; en effet, toutes les émotivités du domaine cérébral ont une répercussion marquée sur la région épigastrique.

Il est donc de la plus haute importance, dans le cas qui nous occupe, de ne pas confondre les manifestations stomacales de nature nerveuse, avec celles qui sont dues à l'inflammation.

Les principaux symptômes de la gastralgie sont les suivants : douleurs vives intermittentes, très souvent diminuées par la pression de la main : ces douleurs ont lieu plus souvent le matin ; appétit dépravé, désirs d'aliments extraordinaires ; dans la bouche, saveur cuivrée, acide ; soif ardente, envies de bâiller, lourdeurs et maux de têtes fréquents, constipation permanente, battements fréquents au creux de l'estomac, caractère morose et irascible. De plus, les douleurs ou crampes gastralgiques se font surtout sentir, à jeun, en dehors du moment de la digestion, et souvent même semblent se calmer lorsque quelques aliments pénètrent dans l'estomac.

Le sexe féminin, la période de la puberté ou de la ménopause, la vie sédentaire, prédisposent à la gastralgie ainsi que les excès, et toutes les causes d'affaiblissement nerveux.

Pour traiter efficacement la gastralgie, il est essentiel d'en déterminer le motif, afin d'y soustraire le plus tôt possible le malade. Il ne faut jamais oublier d'ailleurs qu'à côté du traitement, il faut tenir compte de certaines règles générales, et que chacun, dans son organisation, a des particularités, des habitudes et même des caprices qu'il faut savoir respecter.

L'hygiène est essentielle dans la gastralgie plus que dans toute autre affection.

LA GASTRITE

La gastrite est l'inflammation catarrhale de la muqueuse de l'estomac, et une des affections les plus communes.

Les symptômes sont les suivants : à l'épigastre, le malade ressent une tension, une douleur qu'accompagne la pression ; il y a inappétence, sécheresse à la gorge, soif, malaise, nausées fréquentes et vomissements ; la langue est sèche, pointue, rouge sur les bords ; un mouvement fébrile existe. Si la gastrite est intense, ces phénomènes sont plus prononcés : la douleur est vive, lancinante, le pouls est élevé ; il y a insomnie, anxiété.

L'ingestion des aliments augmente le malaise. Les papilles de la langue sont parfois très développées, tantôt les malades souffrent d'une constipation opiniâtre, tantôt ils sont atteints de diarrhée qui alterne avec la constipation.

La paume des mains est sèche, aride, surtout pendant les digestions. Les malades peuvent être sans réaction fébrile. La nutrition est plus ou moins troublée, l'appétit diminué, quelquefois même aboli. Les vomissements sont de règle.

Le sujet atteint de gastrite chronique éprouve parfois le besoin de manger, mais une petite quantité d'aliments suffit pour le faire souffrir. Le malade pâlit, maigrit et perd ses forces. Les symptômes types de cette affection sont souffrance, dépérissement, vomissements.

La gastrite chronique ne doit pas être confondue avec le cancer de l'estomac, dont les symptômes peuvent rester longtemps les mêmes.

ULCÈRE DE L'ESTOMAC

Cette maladie n'est pas autre chose qu'une gastrite chronique, qui se termine par ulcération d'un ou plusieurs follicules. L'ulcération occupe le voisinage du pylore, et, le plus souvent, elle est unique. Elle se montre chez des sujets de tous les âges; cependant, nous devons dire que la femme y est plus exposée que l'homme. La grandeur de l'ulcère varie depuis celle d'une pièce de cinquante centimes, jusqu'à celle d'une pièce de cinq francs et même davantage. Sa forme est ronde lorsqu'il est récent : plus tard, soit en raison d'un accroissement irrégulier, soit par suite de la confluence de plusieurs follicules atteints, elle peut devenir elliptique, et même comme l'extension de la lésion a toujours lieu dans le sens vertical, elle peut finir par présenter l'aspect d'une ceinture embrassant tout le pourtour de l'organe. Quand l'ulcère est ancien, la surface muqueuse est gonflée, indurée légèrement, et cet épaississement est dû à une exsudation plastique dans les tissus sous-muqueux.

Les causes occasionnelles de l'ulcère sont peu définies : on l'attribue à l'hérédité, à l'ingestion de boissons très froides tandis que le corps est en sueur, ou au contraire à des aliments pris trop chauds, soupe bouillante ou autres, l'*abus des spiritueux*, etc.

L'alcool favorise la production et les progrès de l'ulcère, en provoquant la fermentation acide du contenu gastrique, et en altérant le principe normal de ce milieu.

La marche de la maladie est habituellement chronique. Cependant, quoique l'ulcère soit considéré comme affection sérieuse, la guérison en est fréquente ; et cela surtout lorsque la médication convient bien au caractère de la maladie. Toutefois, elle demande un traitement quelque peu prolongé et un régime prescrit et suivi avec beaucoup de soin.

Les sujets atteints d'ulcère de l'estomac souffrent de douleurs affreuses occupant le creux épigastrique et se prolongeant jusqu'à la région dorsale. Le caractère de la douleur est varié : elle est brûlante, térébrante, lancinante ou bien elle est sourde et comme contusive. L'ingestion des aliments, notamment des substances irritantes, l'exagère d'une manière sensible, et d'après le temps qui s'écoule entre l'ingestion et l'exaspération de la douleur, on peut juger de la situation de l'ulcère.

Parfois les malades ont des accès, pendant lesquels la douleur locale atteint son maximum, irradie dans le dos et dans tout l'abdomen. Ces accès sont horriblement pénibles ; le patient se tord courbé par la souffrance, ses traits s'altèrent ; il existe parfois des convulsions générales ; et cet état se continue sans atténuation jusqu'à ce que le vomissement ait vidé l'estomac. Alors le malade est comme anéanti, mais cette fatigue est une délivrance, car elle est le signal d'une période de bien-être relatif, dont la durée n'est pas fixe.

Le vomissement présente de nombreuses variétés, quant à sa fréquence ; il survient surtout après l'ingestion des aliments. Les matières vomies sont de plusieurs sortes : elles sont muqueuses, teintes par la bile en jaune ou en vert, ou bien elles sont acides, filantes et incolores, *vomissements pituiteux*, et dans ce dernier cas, il n'est pas rare que les aliments aient conservé leur état normal. Lorsque le vomissement est sanguin, ce qui est fréquent, on remarque plusieurs particularités distinctives, le sang est rejeté seul, ou il est mêlé aux aliments ; le plus souvent, il est seul, et conserve sa couleur rouge rutilante.

Les troubles digestifs sont à peu près les mêmes que ceux constatés lorsqu'il y a gastrite chronique : la langue est blanche et couverte d'un enduit épais, ou bien elle est rouge, luisante, et dans ce cas, il y a toujours une soif pénible.

Rien n'est plus variable que la durée de cette maladie : tout ce qu'on peut dire, c'est que fréquemment elle embrasse plusieurs années. Quelquefois, la marche lente de l'ulcère est interrompue par un épisode aigu, que caractérisent des douleurs abdominales, de la fièvre ; ces phénomènes sont dus à l'inflammation du péritoine.

ÉPITHELIOMA

Le diagnostic différentiel de *l'ulcère simple et de l'épithélioma de l'estomac* est de la plus grande importance.

L'estomac est fréquemment le siège de la tumeur, qui occupe tantôt le pylore ou l'orifice cardiaque, tantôt la grande ou la petite courbure, bornée à la muqueuse ou envahissant en même temps le tissu sous-muqueux et même la tunique musculeuse de cet organe.

On l'attribue généralement à l'inflammation chronique, à l'abus des alcools, pris à jeun, à celui du tabac, aux chagrins, au surmenage, à l'hérédité, aux travaux qui obligent à avoir le tronc habituellement penché en avant. On l'observe le plus souvent à l'âge de retour et chez les vieillards.

Les symptômes généraux sont à peu près les mêmes que ceux signalés dans les cas de gastrite chronique, à l'exception des particularités suivantes :

L'épithélioma du *cardia* détermine un rétrécissement de cette ouverture, et occasionnant la dilatation de l'œsophage, il amène des vomissements presque immédiatement après l'ingestion d'aliments solides. Celui du *pylore* rétrécit ce passage, et, par suite de la dilatation de l'estomac, les vomissements se produisent, mais 2 ou 3 heures environ après le repas. Les vomissements noirs formés de sang à demi digéré, *les tumeurs épigastriques*, annoncent souvent l'épithélioma de l'estomac.

Il y a quelquefois de la constipation; mais le plus souvent les malades souffrent de diarrhée abondante, de couleur noire comme de la suie, auxquelles on a donné le nom de *débâcles*.

Il ne faut pas cependant le confondre avec la gastrite chronique ulcéreuse, ou ulcère de l'estomac, parce que, dans ce dernier cas, les sujets sont plus jeunes, souffrent davantage après l'ingestion des aliments, se plaignent plus vivement du dos, n'ont pas de tumeur à l'épigastre, rejettent plutôt du sang rouge que des matières noires; enfin arrivent rarement à la teinte jaune paille, cachectique.

LA DIARRHÉE

La diarrhée est tantôt un incident sans importance, tantôt l'indice d'une grave lésion de l'appareil digestif, phénomène qui doit être combattu d'urgence; d'autres fois enfin un symptôme anormal, mais qui ne présente qu'un indice salutaire dans une crise morbide. De la première et de la dernière nous ne dirons rien pour ne parler que de la diarrhée réellement maladive qui accompagne des lésions intestinales.

Dans cette affection chronique, il se produit à la surface interne du tube digestif une sécrétion exagérée de mucus et de sérosités, qui délaient les matières et les augmentent en produisant le *dévoiement*. C'est, en un mot, un catarrhe intestinal ayant beaucoup de ressemblance avec le catarrhe qui se produit dans les fosses nasales en cas de coryza. On conçoit très bien qu'une modification de cette nature dans l'état des muqueuses, étendue sur la longue surface du tube intestinal, peut donner lieu à des sécrétions en quantité considérable, qui dépassent parfois plusieurs kilos par jour.

En général, la diarrhée est sans fièvre, l'appétit se maintient et parfois même il est augmenté, et les sujets atteints peuvent vaquer à leurs affaires comme de coutume ; mais les forces ne tardent pas à diminuer, car ce n'est pas ce qu'on mange qui nourrit, mais bien ce qu'on digère. Or, les digestions sont manifestement troublées, les aliments bien ou mal élaborés dans l'estomac, sont trop rapidement évacués par le mouvement accéléré de haut en bas du tube digestif. La nutrition se faisant mal, l'amaigrissement accompagne la chute des forces, le visage pâlit, les traits sont tirés, il y a de la langueur et de l'abattement au moral comme au physique.

En tête des causes qui déterminent la diarrhée chronique, on doit faire figurer les *ingesta*, c'est-à-dire les substances solides, liquides ou gazeuses que nous introduisons dans le corps. On a signalé de tout temps l'usage, à tous égards, insalubre, des fruits non mûrs ou l'abus de ceux qui sont en parfaite maturité. Viennent ensuite les viandes de mauvaise qualité, lourdes, indigestes, celles qui ont subi un commencement de putréfaction ou dans la préparation desquelles on a exagéré les épices. Les eaux de mauvaise nature, bourbeuses ou stagnantes, l'impression du froid et de l'humidité surtout, une mauvaise hygiène, des fatigues excessives et enfin des lésions véritables de la muqueuse intestinale telles qu'ulcération ou hypertrophie. Ces lésions se manifestent surtout par des selles sanguinolentes avec fortes douleurs et tranchées.

La diarrhée chronique réclame des soins assidus et persévérants et une hygiène d'autant plus délicate qu'on se trouve dans un cercle vicieux, car il faudrait tout à la fois soutenir l'organisme général par une alimentation très substantielle, et d'un autre côté toute matière alimentaire entretient ou exaspère le mal, en irritant davantage les parois du tube digestif. Le mieux est de recourir à une demi-diète et choisir les aliments qui nourrissent sous le plus petit volume, comme le lait associé aux fécules, les crèmes, les panades, les végétaux tendres et herbacés, cuits et assaisonnés au jus de viande ; comme boisson, la meilleure est le bouillon, néanmoins on se trouve bien quelquefois de l'eau rougie avec un vin riche en tannin comme celui de Bordeaux. Les malades devront habiter de préférence un endroit sec, plutôt chaud que froid, éviter les contrastes de température qui se produisent du jour à la nuit, ou même souvent dans la même journée ; ils devront porter des vêtements chauds et des chaussures qui évitent tout froid aux pieds.

Conséquences des maladies d'Estomac

Nous avons dit que la plupart du temps les affections d'estomac avaient un retentissement fâcheux sur les autres organes ; en effet, l'inflammation s'étend du côté de la bouche et de l'œsophage et produit bientôt soit des pharyngites, soit des amygdalites ou même des angines. — Ensuite du côté des grands organes comme *le foie*, on trouve des engorgements, des congestions, des hypertrophies.

Le foie et l'estomac étant en contact immédiat par leur position respective, leurs nerfs et leurs vaisseaux, il en résulte souvent que les maladies de l'un ont une répercussion directe sur l'autre. Aussi, il n'est pas rare de voir l'affection stomacale retentir du côté du foie, où elle détermine des congestions, de l'hypertrophie, de la jaunisse, etc.; de plus, la bile, ne trouvant plus libre cours, il en résulte des poussées vers la peau, causes d'éruptions herpétiques ou eczémateuses, d'urticaires ou d'acné.

L'inflammation du foie peut être aiguë ou chronique. Les symptômes débutent dans l'état aigu, par un frisson suivi d'un sentiment de chaleur brûlante dans les entrailles; bientôt, il se manifeste une douleur continue dans un des points de la région du foie; cette douleur se propage à l'épaule et à la clavicule droite; souvent, le côté droit est légèrement tuméfié; et il serait impossible au malade de se coucher de ce côté. Si la maladie occupe la face convexe du foie, la douleur s'exaspère par le toucher; il existe de l'oppression, une toux sèche et quelquefois du hoquet; lorsque la partie concave est le siège du mal, il se manifeste des nausées, des vomissements bilieux, et une teinte jaunâtre répandue sur tout le corps; les urines, d'abord claires, prennent ensuite une couleur rouge plus ou moins intense. Dans cette maladie, la fièvre est continue et présente des redoublements; la bouche est amère, sèche et la soif ardente; il existe souvent de la constipation.

Dans l'inflammation chronique du foie, les mêmes symptômes se montrent, mais avec moins d'intensité; la fièvre est quelquefois nulle ou presque nulle; la maladie a une durée beaucoup plus longue. Lorsqu'elle se termine par un abcès, celui-ci se forme avec lenteur, et les phénomènes qui l'annoncent sont plus obscurs; il se manifeste seulement dans la région du foie une douleur sourde qui augmente dans les efforts de la respiration; plus tard, surviennent quelques frissons, une fièvre lente et un malaise général.

Du côté *du système nerveux*, vertiges, éblouissements, bourdonnements d'oreilles, névroses diverses, irritabilités, céphalalgie, migraines. On peut faire de ces symptômes le tableau suivant (Willême; *théorie et pratique des dyspepsies.*)

« Le mal de tête dyspeptique est singulièrement variable quant à ses caractères, son intensité, son siège, et quant au moment précis où il apparaît ou s'exaspère. Souvent, ce n'est pas une véritable douleur ; c'est une simple pesanteur, un léger embarras de tête, ou bien un sentiment de constriction, comme si les deux tempes étaient comprimées dans un étau, une sensation analogue à celle qu'occasionnerait une calotte de plomb. Dans le plus grand nombre des cas, la douleur est réelle : tantôt sourde, tantôt vive; elle s'élève même souvent au degré d'une migraine intolérable. Son siège le plus ordinaire est la région frontale ou sus-orbitaire, soit d'un seul côté, soit des deux côtés à la fois. De temps en temps, elle se concentre dans un des yeux, dont les mouvements deviennent difficiles et provoquent une exaspération plus ou moins vive de souffrance.

Quant au vertige stomacal, il ne présente pas toujours les mêmes caractères, ni la même intensité ; parfois le malade le compare à un vide s'opérant dans la tête. « Il se sent, dit-il, porté de côté. » Et comme cet accident se produit souvent pendant la marche, il dévie malgré lui de son chemin. Le vertige n'est pas, dans ce cas, constitué par la sensation spéciale de tournoiement, — que l'on regarde en général comme inséparable du phénomène auquel on donne ce nom, il consiste plutôt en une espèce d'étourdissement qui vient tout à coup troubler les fonctions du cerveau. D'autres fois le patient croit voir les objets s'agiter, danser, tournoyer sous ses yeux, dans une confusion inexprimable ; il se sent menacé d'une chute qu'il n'évite d'ordinaire qu'en saisissant un appui à sa portée. Dans plusieurs cas il lui semble qu'il est entraîné, emporté vers un courant dans lequel viennent s'agiter tous les objets participant au désordre qu'il s'imagine voir autour de lui. S'il est couché, non seulement les meubles de sa chambre sont dans une rotation continuelle, mais son lit, et lui-même prend part à ce mouvement. Se met-il sur son séant, regarde-t-il en haut, le vertige augmente. Demeure-t-il immobile, la tête sur son oreiller, les yeux fermés, il diminue notablement le vertige. Ce symptôme est donc une sorte d'hallucination du sens de la vue, hallucination susceptible d'affecter les manières d'être les plus variées

— Les dyspeptiques éprouvent de fréquents troubles *de la vision* : les uns disent avoir comme un brouillard devant les yeux ; d'autres sont atteints — par moments — d'un tel affaiblissement de la puissance visuelle, que certaines occupations, par exemple la lecture et les travaux délicats, leur sont devenus tout à fait impossibles. Plusieurs voient des mouches volantes, des filaments ou des taches noires plus ou moins étendues, ce qui les inquiète beaucoup. Enfin il en est chez qui la rétine est douée d'une sensibilité morbide si prononcée, qu'il leur suffit de porter la vue sur un objet un peu vivement éclairé, pour qu'aussitôt ils soient pris de vertiges ou de céphalalgie. Cette susceptibilité excessive de la rétine s'observe particulièrement chez les personnes dont le système nerveux a été surexcité par la fréquente répétition des phénomènes symphatiques provenant de la dyspepsie.

— *L'ouïe* n'est pas moins souvent affectée que la vue : des bourdonnements d'oreilles, l'audition de sifflements, de bruits divers, un certain degré de surdité, tels sont les symptômes principaux que plusieurs médecins ont pu rattacher à la dyspepsie comme à leur véritable cause. »

— Du côté *du cœur et des poumons*, palpitations, intermittences du pouls, étouffements, essoufflements. Les palpitations sont très variables, suivant leur intensité et leur durée. Le pouls reste régulier et normal dans l'intervalle des accès : les battements de cœur sont en relation directe avec les troubles digestifs et s'améliorent en même temps que ceux-ci. C'est ordinairement après les repas qu'ils se produisent, et s'accompagnent de sensations de faiblesse ou de commencement de syncope.

Ajoutons à cela des troubles des facultés intellectuelles et morales, et même de la sensibilité physique. Les dyspeptiques se fatiguent facilement; ils supportent mal le travail cérébral, et sont obligés à de grands efforts de volonté pour surmonter leur apathie. Ils sont ordinairement très sensibles aux différences de température, très frileux l'hiver et fort incommodés par la chaleur, même non excessive. Leur sommeil est habituellement troublé, au moins pendant une grande partie de la nuit, et quand ils se réveillent ils ont la bouche sèche et pâteuse, et sont souvent plus fatigués le matin que le soir en se couchant; par contre, pendant la journée, et surtout après le repas de midi, ils sont enclins au sommeil et sont pris d'un grand besoin de dormir.

La sécrétion urinaire peut être aussi très troublée dans certaines dyspepsies où les urines sont troubles, épaisses et acides, laissant aux parois des vases qui les contiennent, des dépôts de différentes natures, provenant surtout d'une surabondance de matières azotées incomplètement brûlées.

Du côté *de la peau*, les fonctions subissent aussi de réelles modifications ; les dyspeptiques ont généralement la peau sèche, terreuse, il n'est même pas rare de constater chez eux, des boutons, des rougeurs insolites, de l'acné et même de l'eczéma; plus souvent encore de l'urticaire.

On nomme ainsi une éruption de la peau, non contagieuse, caractérisée par des taches proéminentes plus ou moins larges, plus rouges ou plus pâles que la peau environnante, accompagnée ou non d'un état fébrile, et d'une démangeaison des plus incommodes, disparaissant avec une grande facilité.

Le nom d'urticaire a été donné à cette maladie à cause de la ressemblance très grande qui existe entre les plaques élevées qui la caractérisent et celles qui résultent de la piqûre de l'ortie.

L'urticaire peut attaquer tous les âges. Cependant on l'observe plus particulièment chez les enfants et les vieillards. Les femmes, les personnes sanguines et nerveuses y sont exposées de préférence. Il est des individus tellement prédisposés, que le moindre frottement de la peau, le séjour dans un endroit très chaud, un salon, une salle de spectacle, etc., détermine sur le champ l'éruption. Les émotions vives de plaisir ou de peine peuvent encore y donner lieu. Les indigestions sont quelquefois suivies d'une éruption, surtout celles qui sont déterminées par les moules, dont l'action spéciale à cet égard est bien connue des médecins.

L'éruption est assez souvent précédée de malaises, de douleurs épigastriques, de fièvre; d'autres fois, elle se manifeste tout-à-coup. Une démangeaison, ordinairement très vive, se montre sur divers points de la peau; le sujet se gratte, et cette action détermine la sortie des plaques, arrondies, saillantes, dures, larges de quelques lignes à un pouce et plus, blanches au centre, rosées ou même rouges à la circonférence et aux alentours. Cette éruption occupe une surface plus ou moins étendue, et dure ordinairement quelques heures, pour reparaître ensuite soit dans le même endroit, soit ailleurs. C'est surtout pendant la nuit que, dans la plupart des cas, elle tourmente les malades; d'autres fois c'est le matin. Enfin, on l'a vue affecter la forme intermittente.

Alibert a cité des cas très curieux à cet égard, entre autres celui d'une malheureuse femme doublement à plaindre, qui depuis dix années, ne pouvait ouvrir la bouche pour parler sans qu'aussitôt elle ne fût couverte de boutons ortiés. Cette cruelle infirmité l'avait plongée dans une mélancolie profonde.

Quand l'urticaire est aiguë et simple, elle n'exige pas un traitement proprement dit : une diète légère, quelques bains, quelques lavements émollients, une tisane rafraîchissante, composent tout le traitement. S'il y a indigestion, on fera d'abord rejeter les matières contenues dans l'estomac au moyen d'un vomitif; puis, on ordonnera une infusion légère de thé, de camomille ou de tilleul. Cependant, si l'affection avait une certaine gravité, que la fièvre fût marquée, on aurait recours aux purgatifs salins. La démangeaison serait combattue par les bains émollients d'eau de son ou de gélatine. Si elles étaient très vives, on les calmerait au moyen de lotions fraîches acidulées avec du vinaigre ordinaire.

L'urticaire chronique exige souvent des soins très longtemps prolongés.

La plupart du temps ce n'est qu'après avoir combattu énergiquement l'état général, dû à la maladie d'estomac qui détermine cette éruption, qu'on parvient à s'en débarrasser et à s'en rendre maître; ce n'est donc pas directement au symptôme local qu'il faut s'adresser, mais bien à la diathèse générale.

CONSEILS

POUR SE PRÉSERVER

La prophylaxie entière des maladies de l'estomac peut se résumer en ces deux points : éviter les causes, et suivre certains préceptes particuliers d'hygiène. Toute la thérapeutique est dans l'étiologie, ou étude des causes, a dit le professeur Chauffard ; et c'est vraiment exact, surtout en ce qui concerne l'estomac : c'est la traduction française du proverbe latin : *Sublata causa tollitur effectus*. Evitez donc ces causes, du moins celles qu'on vous fait prévoir ; éloignez-vous du danger que nous vous indiquons, établissez une surveillance préventive autour de votre santé, et vous aurez découvert, en grande partie, le secret de conserver sains vos organes digestifs.

Causes des maladies d'Estomac

Ces causes sont de deux espèces : les unes *immédiates,* et les autres *éloignées*.

Causes immédiates.

Les causes *immédiates* sont fournies le plus souvent par les ingesta, c'est-à-dire par ce qui arrive directement dans l'estomac. D'abord les boissons, abus ou même simplement usage d'alcool, de liqueurs, d'apéritifs, de boissons trop chaudes, ou même d'eau de mauvaise nature, poisons, médicaments irritants ou seulement mal appropriés. D'autre part, les aliments : mets trop salés, trop poivrés, ou trop épicés, nourriture échauffante ou même aliments sains en trop grande quantité, produisant une suite d'indigestions.

L'influence néfaste de l'alcool sur le tube digestif est malheureusement trop démontrée.

L'usage habituel des liqueurs fortement alcooliques, du cognac, du rhum, de l'eau-de-vie, est presque toujours nuisible à l'estomac; cela détermine et entretient un état de congestion habituelle de l'organe, source d'affections chroniques et de lésions des plus graves. A ne juger leurs effets qu'en masse, il est évident que les spiritueux ont été pernicieux pour l'humanité. Leur séduction dérive de deux sortes d'impressions : les unes ont lieu immédiatement sur le sens du goût, les autres proviennent de la modification nerveuse ou cérébrale qui accompagne leur absorption ; c'est par l'attrait, et non par le besoin, qu'elles s'imposent. Les effets physiologiques des liqueurs se résument dans un état d'excitation, ordinairement agréable, qui laisse ensuite une dépression générale de l'organisme et différents troubles plus ou moins graves. Parvenus dans l'estomac, ils y développent une sensation de chaleur qui se communique bientôt aux autres organes. Le cœur redouble ses battements, la respiration s'accélère, la peau s'échauffe, le teint s'anime, le cerveau ne tarde pas à manifester plus de vivacité dans ses fonctions ; mais ce surcroît de sensibilité tombe aussi vite que l'aiguillon volatil qui l'a provoqué, et l'affaissement lui succède. Les effets de l'alcool sont diamétralement opposés à ceux de l'eau, la plus saine des boissons ; l'estomac, chez les buveurs, est enflammé, ulcéré, désorganisé, surtout chez ceux qui prennent à jeun des liqueurs fortes : ajoutons à cela les accidents communs chez les alcooliques, les maux de tête, les congestions cérébrales, l'apoplexie, la paralysie, le tremblement nerveux, l'hébétude, l'abrutissement, l'hydropisie, la goutte, etc.

Il n'y a pas à décrire ici les phénomènes de l'ivresse que chacun a pu observer ; il faut dire seulement, d'une manière générale, que l'on en reconnaît trois formes différentes, qui répondent à la différence des caractères des individus. Les uns sont pris d'une gaieté folle, ils rient, ils chantent, sont heureux; d'autres, au contraire, revêtent une physionomie grave, ils raisonnent ou plutôt déraisonnent sur tous les sujets avec un sérieux imperturbable. Quelques-uns tombent dans la tristesse et l'abattement. D'autres, enfin, deviennent taquins, querel leurs, s'exaltent au moindre propos e entrent dans des accès de fureur. Rien de plus affligeant pour l'honneur de l'intelligence humaine, que les égarements dans lesquels peut entraîner l'ivresse.

Comment agissent les liqueurs alcooliques ? Il paraît certain, d'après les expériences modernes, et surtout d'après l'odeur qu'exhalent les individus en état d'ivresse, que la matière enivrante est en contact avec le cerveau et tout le système nerveux : peu à peu, cette substance est excrétée par la transpiration cutanée et l'exhalaison pulmonaire, rejetée par toutes les sécrétions, et les effets se dissipent graduellement. Tous les tempéraments ne ressentent pas au même degré les effets de l'ivresse; les tempéraments flegmatiques résistent plus facilement à l'action des boissons spiritueuses et les climats froids paraissent aussi atténuer leur effet sur le système nerveux. Les individus à tempérament sanguin, et surtout nerveux, les femmes et les enfants, sont plus facilement atteints.

Que faut-il faire quand on se trouve en

présence de personnes en état d'ivresse ? Le mieux est de les laisser se calmer d'elles-mêmes, cependant il y a plusieurs moyens de calmer les effets des liqueurs ; c'est d'abord de débarrasser l'estomac en faisant vomir le malade, et lui faire prendre pour cela, par exemple, quelques tasses de thé tiède, léger et sans sucre ; on peut aussi faire absorber une dizaine de gouttes d'ammoniaque ou d'alcali, versées dans un verre d'eau sucrée, mais ce remède ne doit pas être employé pour les personnes nerveuses chez lesquelles il pourrait produire au contraire de l'excitation.

— Nous avons dit qu'il suffisait parfois d'une eau de boisson, contaminée ou simplement de mauvaise nature, pour déterminer des troubles gastriques ; en voici un exemple cité par un journal de médecine :

« Un homme de 30 ans, vivant seul, souffrant presque continuellement de l'estomac, éprouvait des coliques tantôt sourdes, tantôt aiguës, n'avait pas d'appétit et vomissait tous les aliments qu'il prenait chez lui. Il voyait au contraire tous ces phénomènes s'améliorer, et même disparaître, lorsqu'il s'absentait de son domicile pendant quelques jours. Plusieurs médecins consultés n'avaient pu découvrir la cause de cette maladie. »

« On s'assura d'abord que cet homme avait une famille composée de braves gens, qui n'avaient aucun intérêt à sa maladie ; d'autre part, les accidents ayant persisté, malgré le changement du domestique, on dut se demander si l'affection n'était pas due, soit aux aliments, soit aux boissons absorbées par le malade. L'eau dont il faisait usage, ayant paru suspecte, on en fit l'analyse, et on y reconnut les traces de débris organiques, provenant de végétaux en décomposition.

« Or, on sait qu'il se trouve, dans certains puits, des plantes dont l'action nuisible provoque de singulières affections de l'estomac.

« Le nettoyage du puits et sa désinfection, un régime doux, et quelques précautions hygiéniques suffirent dès lors pour obtenir la guérison complète. »

— Il arrive souvent aussi que certains médicaments irritants absorbés dans le cours de certaines maladies, comme les sels de potassium, les composés hydrargyriques, certains alcaloïdes toxiques, etc. déterminent des inflammations très durables ; des médicaments anodins mal appropriés, ou pris en excès, peuvent aggraver une maladie d'estomac, qu'ils étaient destinés à combattre, ou avoir de fâcheux retentissements sur d'autres organes. Pour n'en citer qu'un, le plus commun, le bicarbonate de soude, dont les malades qui se soignent eux-mêmes sans guide et sans règle font si souvent abus, il peut déterminer de graves perturbations, soit dans les fonctions digestives, soit dans l'état général. Nous laissons sur ce sujet la parole au professeur Trousseau, d'illustre mémoire :

« Parmi les sécrétions du sang, les unes sont légèrement alcalines : la salive, le suc pancréatique ; les autres le sont à un très haut degré : la bile ; d'autres, au contraire, sont très acides : en particulier, le suc gastrique. Si vous supposez que, par l'usage du bicarbonate de soude, vous augmentez l'alcalinité du sang, un état nouveau des sécrétions se produit. Ce sont là des effets chimiques nécessaires. Or, si la présence des acides est une condition de la digestion stomacale des aliments, il ne pourra pas être indifférent de neutraliser ces acides, dont l'économie a besoin, par exemple, pour la transformation de la fécule en glucose. La digestion féculente sera donc incomplète. De plus, la juste proportion des alcalis dans le sang donne à ce liquide le moyen de brûler les éléments carbonés absorbés dans l'acte de la digestion. Une combustion imparfaite amène sans doute des accidents dont nous aurons à parler tout à l'heure ; mais une combustion excessive ou trop rapide n'a pas moins d'inconvénients puisqu'elle amène des mutations dans la composition du sang.

« Il ne peut donc jamais être indifférent de donner des alcalins et du bicarbonate de soude. Pris sans indication, peu de jours, ils ne causent, en somme, qu'un trouble momentané ; pris en grande quantité, ils causent une cachexie, un amaigrissement déplorable. Depuis quelques années, l'abus que l'on a fait des eaux de Vichy et de Carlsbad, dans le traitement des maladies d'estomac, a permis de juger cette grave question et l'abus des alcalins a certes causé plus de mal que d'autres abus. Lorsqu'il s'agit d'une maladie chronique du foie, ou d'une affection diathésique, avec prédominance d'acides dans les sécrétions, telle que la goutte, c'est par les alcalins qu'il convient d'agir. Incontestablement, ils sont bien indiqués. Mais il faut prendre garde d'aller au-delà du but que l'on se propose par un usage intempestif.

« C'est pour n'avoir pas tenu compte des propriétés departies par la nature à nos tissus, que tant de malades insistent trop longtemps sur les alcalins dans ces maladies. On les prend avec une légèreté singulière. On va faire des saisons d'un ou deux mois d'eau de Vichy, de Carlsbad ou d'Ems, comme on prendrait une tisane d'orge ou de bourrache :

mais est-il donc si indifférent de changer d'un seul coup toutes les sécrétions du corps !

« Le danger des alcalins est plus grand que celui des mercuriaux, en ce sens que l'on soupçonne moins ce danger, et que l'on ne s'arrête que lorsque la santé est profondément altérée. Il importe donc de proclamer bien haut et l'utilité du bicarbonate de soude et son danger ; comme déjà j'ai proclamé le danger de l'abus des ferrugineux, dont tant de médecins sont follement prodigues, moi qui ai peut-être plus que personne contribué à donner aux préparations de fer une vogue dont je ne puis plus arrêter le mouvement. »

En faisant cette citation, je n'ai pas voulu prétendre que le bicarbonate produisait directement des affections gastriques, mais je l'ai pris comme exemple de certains traitements mal appropriés, pouvant se ranger parmi les causes sinon déterminantes, du moins entretenantes.

Parmi les méfaits des autres ingesta, il faut insister sur ceux que produisent les aliments de mauvaise nature, mal préparés, ou même les aliments sains pris en trop grande quantité ; mais ceux-ci ne deviennent des causes nocives que par les indigestions qu'ils peuvent déterminer, car l'indigestion on plutôt une série de ces indispositions prédispose singulièrement à la dyspepsie véritable et bien établie, ce n'est donc pas tant les aliments eux-mêmes qu'il faut incriminer, mais bien l'indigestion consécutive.

— Parmi les autres causes directes, on peut citer la constriction exagérée des parois stomacales par les vêtements comme le corset, par exemple, pour les femmes ; les coups, blessures, chutes, etc.

Beaucoup de personnes connaissent la douleur intense, l'angoisse, l'arrêt subit de la respiration que produit un coup ou une chute sur le creux de l'estomac ; ces traumatismes sont toujours dangereux, et répétés, ils peuvent devenir le point de départ de réelles lésions. Quant à la constriction des parois stomacales, c'est par sa continuité qu'elle devient des plus nuisibles ; c'est ainsi qu'agit le corset sur les estomacs féminins, en comprimant les organes d'une façon constante ; ici se pose une question primordiale :

Faut-il porter un corset?

Beaucoup d'hygiénistes se sont élevés contre son usage, mais leurs récriminations, la plupart du temps très exagérées, n'ont produit aucun effet, car jamais la crainte de maladies plus ou moins éloignées ne fera perdre une habitude de coquetterie. En consultant le corps électoral de ces dames, il n'y a aucun doute qu'il se prononcerait pour l'affirmative à une imposante majorité, et pour une fois au moins, le suffrage universel se trouverait d'accord avec le bon sens.

Oui, le corset est utile, et pour bien des motifs ; pour protéger les reins, maintenir la taille et les hanches, et donner à tout le buste un point d'appui qui évite bien des fatigues. Je passerai sous silence les services qu'il peut offrir contre certains débordements, ou au contraire le développement factice qu'il peut prêter à certaines devantures un peu étriquées.

Mais entendons-nous bien sur ce mot *corset*. Il ne veut pas dire cuirasse ou carcan, où le fer et les ressorts de toutes sortes se disputent la préférence. Un bon corset doit être bas de poitrine, de façon à laisser libre le jeu des muscles thoraciques, élastique et souple, de façon à ne pas comprimer le diaphragme, surtout l'estomac et permettre à ce dernier de recevoir les aliments sans produire d'oppression, de laisser aux fonctions digestives le plus de place possible. Le nombre de gastralgies ou de dyspepsies, occasionnées par une compression immodérée du buste, est incalculable. Un mauvais corset peut réellement devenir la source de maladies sérieuses : crachements de sang, palpitations, etc.

Il déprime les côtes, atrophie les glandes mammaires, et peut parfaitement porter préjudice pour le présent ou l'avenir à la secrétion lactée. Il est aussi néfaste aux fonctions de l'intestin que du foie. Tous les anatomistes ont remarqué que chez les femmes qui avaient porté longtemps ce vêtement trop serré, la forme normale du bas de la poitrine était altérée, le foie était comprimé et présentait même des traces de la pression des côtes.

Que de nausées, d'indigestions, de syncopes, de faiblesses, de névropathies il est la cause. Et cela sans même donner de réelles satisfactions aux formes du corps ou à la beauté.

Que de femmes s'imaginent, bien à tort, se rendre plus gracieuses, en s'étranglant outre mesure, dans des blindages ridicules. Si vous êtes maigres, n'exagérez pas votre défaut en vous coupant en deux comme de vilains insectes toujours prêts à se casser; si votre embonpoint dépasse, de peu ou de beaucoup, les limites de votre désir, pensez-vous qu'en gagnant, ou plutôt en perdant quelques centimètres de tour de taille, vous en paraîtrez mieux faite! Non : si votre pourtour, à n'importe quelle latitude, témoigne plutôt d'une santé florissante, aucune compression n'arrivera à rendre fluet, tout ce que vous avez de plus ou moins rebondi. Croyez-moi donc, laissez votre corps vivre à l'aise, maintenu, mais pas serré, et vous mangerez et digérerez bien, vous respirerez à pleins poumons, par de larges inspirations, et vous n'aurez pas besoin de recourir au médecin, spécialiste ou autre.

Causes éloignées ou indirectes.

Parmi les causes plus ou moins éloignées,on doit noter l'irrégularité des repas, la mastication défectueuse, soit par le fait de mauvaises dents, soit par suite d'unetrop grande rapidité dans l'acte de la salivation ; la vie sédentaire, les professions enfermées dans de l'air confiné ou vicié, le surmenage intellectuel (lecture ou travail immédiatement après les repas, préoccupations, tristesses, peines, etc.), le surmenage physique (fatigues corporelles, abus des plaisirs, veilles prolongées), différentes maladies et surtout la constipation.

Le surmenage physique peut être habituel, ou simplement passager ; le premier est beaucoup plus à éviter, mais le cas que je vais citer prouve combien peut être dangereuse une fatigue excessive, même transitoire.

M. X..., 35 ans, chef de culture, dans

un pays de plaines, avait l'habitude de faire ses courses à bicyclette, lorsqu'il vint me trouver pour une affection d'estomac dont il souffrait depuis trois ans déjà.

Pas de vomissements, pas de douleur au creux de l'estomac, mais légers élancements avec pesanteur notable : habituellement, les gaz lui remontaient à la bouche en éructations sonores, sans odeur bien définie, mais avec quelques aigreurs. L'appétit était ordinaire, plutôt faible, mais les digestions difficiles, irrégulières et d'une lenteur désespérante. La constipation était plutôt la règle, et alternait pourtant parfois avec des périodes de régularité ; quelques maux de tête, la langue habituellement chargée, sans pour cela cependant que les aliments aient un goût amer. Faiblesse générale.

Il n'y avait pas hésiter, je diagnostiquai de l'atonie stomacale, avec prédominance de la formation gazeuse, et je l'attribuai aux fatigues prolongées et répétées. Au bout d'un mois ou deux de traitement, les principaux symptômes morbides avaient disparu, et mon malade m'annonça qu'il se sentait assez bien pour reprendre ses occupations. Je n'y voyais aucun inconvénient : je lui donnai encore quelques conseils hygiéniques, l'autorisant à prendre un exercice salutaire, mais lui recommandant surtout de ne pas abuser de fatigues corporelles, lui rappelant que le surmenage était plus nuisible qu'une vie sédentaire.

Je n'entendais plus parler de lui, quand un jour je le vis arriver à ma consultation défait, le teint jaune, amaigri, les yeux battus, beaucoup plus souffrant certainement que la première fois que je l'avais vu. Je m'étonnai naturellement, et il me conta sincèrement sa petite histoire : « Depuis le mois de novembre, je me portais fort bien, j'avais un excellent appétit, et je digérais aussi bien que je mangeais ; j'avais repris mes promenades à bicyclette, presque tous les jours ; deux fois par semaine, seulement, je dépassais un peu 10 à 12 kilomètres.

Mais, il y a une quinzaine de jours, je devais aller à la foire aux bestiaux qui se tenait à 12 lieues de mon pays ; mais, en arrivant à la gare, le train venait de passer. Il était six heures du matin. Je ne consultai aucune prudence, je partis à bicyclette, une heure après environ, et j'arrivai à..., quatre heures plus tard. La nuit suivante, j'eus une indigestion affreuse, et, depuis, mon estomac ne veut tolérer aucun aliment. »

Comme il n'était plus temps de le morigéner, je le consolai un peu, mais je le considérais comme beaucoup plus atteint que la première fois.

Une autre cause indirecte de troubles digestifs, est l'*anémie*, compliquée ou non de chlorose : chez les anémiques, en effet, il est excessivement fréquent de rencontrer des troubles de la digestion. L'appétit diminue, le ventre est ballonné, avec gêne et pesanteur, renvois gazeux, etc.

L'augmentation de l'acide chlorhydrique accompagne fréquemment cette dyspepsie. M. Hayem a fait l'examen du suc stomacal chez 72 chlorotiques ; il a rencontré 42 cas d'hyperchlorhydrie, 28 cas d'hypochlorhydrie, 2 cas de sécrétion normale. Sur 5 cas de chlorose, M. Bouveret signale 3 hyperchlorhydries. D'autre part, ce dernier auteur remarque qu'en général, l'hyperchlorhydrie des chlorotiques est modérée, et le chiffre de l'acidité totale pas très élevé.

L'ulcère de l'estomac est aussi une complication fréquente de la chlorose, avec son cortège de symptômes, douleurs, vomissements noirs ou rouges.

Quant à la dilatation, on la rencontre aussi très souvent. Hayem a signalé 9 fois cette complication, à un degré plus ou moins accentué chez 16 chlorotiques. Cette dilatation se diagnostiquera par les signes physiques. Car, a remarqué Labadie-Lagrave, les symptômes fonctionnels ne sont pas en rapport avec l'étendue de la dilatation. Des chlorotiques peuvent être dyspeptiques et gastralgiques sans dilatation marquée.

Les troubles intestinaux se rencontrent ordinairement avec les symptômes stomacaux. Ils se manifestent par une constipation opiniâtre, non moins fréquente que dangereuse. D'autant que la thérapeutique vient ordinairement augmenter cette constipation par l'administration intempestive de préparations ferrugineuses.

Et, puisque je parle de constipation, c'est le moment de parler des méfaits dont elle est coupable, et de lui donner une place d'honneur dans l'étiologie des maladies digestives.

En dehors des réels accidents qu'elle peut produire, appendicite, typhlite, pelvipéritonite, hémorrhoïdes, etc., c'est une des causes sinon déterminantes, du moins occasionnelles de quantité de dyspepsies.

La constipation détermine un état de malaise général qui rend souvent même le tempérament irascible. Voltaire disait plaisamment en parlant d'un ministre qu'il savait atteint de cette incommodité :

« Lorsque vous aurez une faveur à demander, informez-vous d'abord si monseigneur est allé à la garde-robe. »

L'évacuation des déchets de la digestion, ne se faisant plus d'une façon régulière, ces résidus s'accumulent dans le gros intestin qui se distend, devient dur et ballonné ; les muqueuses s'enflamment, et produisent ces sensations de points de côté et de pesanteurs, qui sont le prodrome de la série de tous les autres malaises, trop connus d'ailleurs pour qu'il soit utile d'en faire la description.

Les causes de la constipation sont multiples : c'est tantôt l'atonie ou paresse plus ou moins complète des intestins, tantôt le défaut de sécrétion des glandes intestinales, qui sont, pour ainsi dire, desséchées, tantôt une excitation insuffisante des muscles abdominaux, etc. Ce sont là les causes locales dues à l'organe lui-même. Quant aux causes occasionnelles, ce sont la vie sédentaire, les occupations assises, les dépressions morales ou intellectuelles, un régime trop échauffant, le froid, etc. La constipation se rencontre souvent dans les affections nerveuses, la mélancolie, l'hystérie, etc.

Le régime, dans certains cas de constipation récente, peut être utile; mais, il est loin d'être souverain.

A la vie sédentaire, aux contentions démesurées de l'esprit, aux excès, aux aliments trop stimulants, on devra substituer l'exercice, les distractions, la modération, les aliments doux, légers, humides, laxatifs, les végétaux et légumes tendres, les fruits mous et sucrés, le raisin et les pruneaux cuits par exemple, le lait (dans certains cas, il produit un effet contraire : alors, s'en abstenir), les viandes blanches, les bouillons de veau, de poulet, ou préparés aux herbes, user modérément du vin et du thé, et encore davantage des boissons alcooliques ; faire usage de lotions froides et acidulées sur le ventre.

D'ailleurs. on ne peut donner ces règles comme absolues, car trop souvent soit à cause du tempérament, soit à cause de l'état même des intestins, ce sont des précautions illusoires. J'en dirai autant des lavements et des préparations spéciales, cachets, gouttes, etc., elles réussissent en général assez bien, mais leur action est de courte durée, les contractions intestinales au bout d'un certain temps, n'étant plus suffisamment sollicitées par leur action.

L'électricité produit de bons effets, quand on possède un appareil qui en développe réellement, qu'on emploie un courant doux, mais véritable, non pas les prétendus systèmes magnétiques qui agissent peut-être par illusion morale, mais sans la moindre efficacité physique.

Les lignes suivantes sont empruntées aux *Causeries pour les Médecins*, du docteur Grellety, qui n'aborde cette question d'hygiène inférieure, que très occasionnellement, et de la façon la plus humoristique et la plus spirituelle :

« Je ne saurais trop recommander la liberté intestinale : je n'ai pas dit la licence, qui doit être aussi à redouter que la constipation, mais enfin il est prudent de stimuler les intestins paresseux, afin de mettre à la porte les innombrables microbes qui se développent dans tout le tube digestif, depuis la cavité buccale jusqu'à l'autre extrémité.

« Rien que pour la bouche, on a classé une trentaine d'espèces différentes. Tous ces ennemis végètent en compagnie. En présence de tant de germes distincts, tous les constipés, que leur vie sédentaire condamne à être peu... expansifs, devraient être pris d'une crainte salutaire et appeler à leur aide le chevalier Hunyadi ou Mlle Lanceleau.

« Je me crois autorisé, pour entrer en matière, à rappeler aux constipés le verset biblique : « Fais le bien tous les jours. » Il devrait être gravé en caractères indélébiles, sur les murs du petit local destiné aux fonctions délestatoires. Pour atteindre ce but, sans forcer leur talent, cent fois sur le métier, s'il le faut, qu'ils remettent leur ouvrage. Avec des efforts persévérants, entrepris chaque matin, par exemple, ils arriveront peu à peu à apporter leur contingent régulier aux richesses des terrains d'Achères et de Gennevilliers.

« Pour obtenir cet heureux résultat, un spirituel journaliste, Emile Gauthier, a recommandé avec une grande justesse de vue la position accroupie, sauf pour les vieillards et les malades dont les reins se raidissent et les genoux s'ankylosent. Quant aux autres mortels, ils doivent plutôt se tenir à croupettons qu'assis : « Non pas seulement, dit-il, parce que les dits trônes, qu'ils soient recouverts de velours ou de sapin, de faïence ou de cristal, restent toujours suspects de souillures.., mais pour d'autres raisons physiologiques, où la propreté n'est pas seule en cause.

« Je m'explique : L'acte éminemment utile qu'il s'agit d'accomplir est sous la domination de deux muscles en forme d'anneau, pareils à des bagues de caoutchouc, dont l'un, l'interne, est indépendant de la volonté, et dont l'autre, le marginal, est volontaire. Inutile de vous dire ce qui se passe lorsque ce dernier vient à être accidentellement paralysé par une émotion, comme une peur aiguë, vous sentez ça d'ici ! Mais, lorsqu'il n'a rien perdu de sa contractilité, il faut évidemment, si... le colis est tant soit peu volumineux et dense, faire un réel effort, assez considérable parfois, pour obliger l'expéditeur à retenir son haleine, à plisser les muscles de la face, et à atteler son corps entier à l'âpre besogne. Or, il est clair que la station accroupie est de beaucoup la meilleure pour satisfaire à toutes ces conditions : l'orientation rationnelle du corps, la compression forcée de l'abdomen, l'incurvation des lombes, tout coopère ainsi à mettre convenablement la pièce en batterie.

« Certaines occlusions intestinales rebelles n'ont pas d'autres causes que les habitudes de mollesse que favorise la station assise surtout pour les imprudents qui profitent témérairement de cette halte pour faire un bout de lecture. On s'accoutume ainsi à la paresse ; on ne fait plus aucun effort, on laisse tranquillement agir la nature. La sensibilité s'émousse, les ressorts se détendent, rienne va plus, et force un beau jour est de recourir aux moyens héroïques.

« On ne saura jamais ce que nous a valu d'infirmités et de misères la mode des sièges dits à l'anglaise, avec leur dessus si tentateur dans son lustre.

« Est-il nécessaire de faire remarquer que, en m'approchant de la fosse puante, je n'ai eu pour but que de donner de bons conseils dans l'intérêt de tous, grands et petits. Les caractères d'imprimerie doivent être parfois bien marris de servir à certaines besognes ! »

Pour en finir avec les principales causes des affections stomacales, il faut dire quelques mots des vers intestinaux dont la présence dans le tube digestif peut déterminer parfois des troubles plus ou moins sérieux pouvant aller jusqu'à la dyspepsie, et chez les enfants surtout occasionner des accidents qu'il est nécessaire de prévoir. Les vers intestinaux sont de plusieurs sortes :

Le Lombric. — Ce ver habite surtout dans l'intestin grêle ; il est cylindrique, long de 15 à 20 centimètres sur 2 ou 5 millimètres d'épaisseur ; il est blanchâtre et la demi-transparence de son corps permet d'apercevoir une partie de ses viscères et surtout l'œsophage et les organes de la génération. L'extrémité antérieure, plus mince, se termine par trois tubercules qui forment la bouche. Le postérieur présente chez le mâle une fente transversale pour l'anus, et au-dessus le pénis sous forme d'un petit crochet. Les sexes sont séparés. La femelle est ovipare et très prolifique.

L'Oxyure. — Très petit, fort commun chez les enfants, il se montre surtout dans le rectum et même au pourtour de l'anus sous forme de petits filaments blancs.

Le mâle est beaucoup plus petit que la femelle ; il n'a que 3 ou 4 millimètres de longueur, tandis que celle-ci en a 8 ou 10. Ces helminthes ont le corps très mince, élastique ; la tête obtuse est munie de deux, quelquefois trois tubercules transparents ; l'extrémité caudale se termine en pointe très déliée. Ils sont d'une extrême vivacité.

Tœnia ou ver solitaire. — Les tœnias ont le corps très long, 6 à 8 mètres, quelquefois plus, aplati, en forme de ruban. La tête est tuberculeuse, portée sur une partie rétrécie au col, terminée antérieurement par une bouche placée entre quatre suçoirs, avec ou sans crochets, rétractiles, appréciables seulement à la loupe. Tout le corps est formé d'une série d'articulations, chaque portion ressemble a un grain de courge, d'où le nom de vers cucurbitains, donné aux fragments qui se détachent souvent du tœnia. Sur les bords de chaque entrenœud, on distingue des papilles que l'on considère comme l'orifice des organes génitaux. On distingue deux espèces de tœnias suivant la présence ou l'absence des crochets autour de l'orifice buccal ; l'un est appelé tœnia solium ou tœnia armé, l'autre tœnia inerme, c'est-à-dire non armé.

La présence des vers dans le tube digestif produit des phénomènes plus ou moins graves; les symptômes consistent en douleurs sourdes quelquefois assez vives dans la région ombilicale, s'accompagnant parfois de ballonnements et de tension du ventre.

Les selles sont assez souvent liquides, glaireuses, d'un jaune verdâtre, surtout chez les enfants, et offrant parfois des vers ou des débris de vers. La langue est souvent blanchâtre et l'haleine exhale une odeur fade, caractéristique dans beaucoup de cas; l'appétit est tantôt nul ou diminué, tantôt augmenté; il y a des nausées, des envies de dormir, parfois des vomissements de matières claires et filantes. La face est souvent pâle, plombée, les yeux sont cernés.

Un signe donné encore comme très bon, mais que les enfants présentent dans une foule d'affections différentes, c'est une démangeaison plus ou moins vive vers l'orifice des fosses nasales qui porte les sujets à se frotter le nez incessamment. On a beaucoup parlé des effets produits sur le système nerveux, et il offre en effet des circonstances dignes de fixer l'attention, ce sont : de l'agitation, de l'insomnie, des grincements de dents, du délire, enfin des convulsions. Mais ici encore on a beaucoup exagéré, ou plutôt on a rapporté à la présence des vers, des accidents produits par une affection cérébrale, dont les vers n'étaient qu'une simple complication et non la cause; cependant, je le répète encore, ces mêmes désordres peuvent être réellement la conséquence d'une affection vermineuse.

Les vers peuvent produire d'autres accidents tout spéciaux dont il est bon de faire mention ici. On les a vus s'amasser en grand nombre dans l'intestin, former des espèces de pelotons; d'autres fois, ils remontent à la gorge et peuvent, pénétrer dans les voies aériennes par le larynx et causer des accès de toux.

L'ALIMENTATION

Maintenant que nous avons passé en revue dans leur ensemble, les principales causes des affections d'estomac, nous allons aborder l'hygiène stomacale, en commençant par l'alimentation.

On appelle *aliment* toute substance qui introduite dans l'organisme sert à lui conserver la vie, à réparer ses forces, et à renouveler sa composition, en remplaçant par de nouvelles molécules, celles que lui fait perdre le travail de tous les organes.

Il y a certaines substances qu'on introduit dans l'estomac, souvent pour le simple plaisir qu'elles produisent au palais ou au goût, et qui ne servent en aucune façon à l'alimentation générale, parce qu'elles ne contiennent aucun principe nutritif, ou bien parce qu'elles sont rejetées par l'intestin à peu près dans le même état que sous leur forme primitive. Je ne puis m'étendre longuement sur cette catégorie, un exemple suffira pour me faire comprendre : ainsi les aponévroses, les tendons ne sont pas digérés en général par l'estomac ; de même dans une autre catégorie, les escargots, si recherchés par certains gourmets, peuvent bien donner des sensations gustatives agréables, mais ne contiennent aucun élément utile.

J'entends donc par aliment, seules les substances douées de propriétés capables d'entretenir et de renouveler la vie.

Les aliments se divisent en trois catégories, suivant les principes qu'ils contiennent. On les distingue : en 1° substances *quaternaires* ou *plastiques*, c'est-à-dire contenant de l'azote et qui sont directement destinées à la formation des tissus organiques, les muscles, le sang, etc. 2° les aliments *ternaires* ou *respiratoires*, et ne contenant pas d'azote. On les appelle respiratoires, parce que ce sont eux principalement qui fournissent le travail favorable à la combustion des principes éliminatoires du travail de la respiration, en facilitant la transformation du sang noir veineux et chargé d'acide carbonique, en sang rouge artériel et revivifié par l'oxygène.

Enfin la troisième classe moins importante, est ce qu'on appelle les aliments *d'épargne;* ainsi nommés parce que sans être suffisants pour réparer les pertes de l'organisme, ils ménagent pour ainsi dire les forces en prévenant leur déperdition.

Dans la première catégorie, il faut ranger la viande, le pain, le lait, les œufs, les os, les légumes. Dans la seconde, les graisses, l'huile, les sucres, les fruits. Enfin dans la troisième, le café, le thé, le bouillon.

L'homme a besoin pour se soutenir, ou

au moins pour réparer le mieux possible ses déchets nutritifs, de ces trois espèces d'aliments réunis : sans doute chacune prise séparément peut entretenir l'existence et l'on ne mourrait pas de faim, si on usait seulement d'aliments azotés; ou seulement de principes non azotés mais l'hygiène n'y trouverait pas son compte, et d'un côté ou de l'autre, il se produirait, à un certain moment, de véritables déchéances organiques.

Magendie nous a prouvé, par des expériences rigoureuses, la nécessité de varier l'alimentation. La nature elle-même nous donne les meilleurs avertissements, car elle nous fournit une quantité de substances composées de ces différents principes combinés : c'est ainsi que le lait, par exemple, renferme tout ce qui faut à une alimentation complète, et aussi une foule d'autres que nous trouvons comme tout préparés par une vigilance providentielle.

Nous n'avons donc qu'à tenir compte de ces indications, en y ajoutant les données d'une hygiène scientifique et bien comprise. Car il ne faut pas oublier que l'organisation propre à chaque individu, les dispositions du moment, la différence d'âge, l'état de santé ou de maladie, etc. influent tellement sur l'exercice des fonctions digestives, qu'un aliment très sain et nourrissant par lui même, peut devenir accidentellement indigeste et même nuisible ; le lait par exemple, pour répéter ce que je viens de dire plus haut, présente toutes qualités de l'aliment type, et cependant il n'est pas rare de trouver certains individus qui non seulement ne peuvent le supporter, mais chez qui il agit comme un véritable médicament, c'est-à-dire comme un purgatif. En théorie pour déterminer la meilleure alimentation convenable à chaque estomac particulier, il faudrait que chacun s'étudie bien soi-même, et que des observations journalières viennent éclairer l'hygiène ; mais ce serait peut-être beaucoup trop demander. Quoi qu'il en soit pour donner un conseil général, il est indispensable, dans la plupart des circonstances, d'associer ensemble dans l'alimentation, des substances hétérogènes, afin de modifier leur action sur le tube digestif, ou leurs différentes propriétés alimentaires.

Il est bon de citer à ce propos les lignes suivantes d'un ancien maître en ce sujet, H. Royer Collard : « Chaque individu doit réglementer son mode d'alimentation particulier, et la *quantité* des aliments ingérés doit être prise en considération, aussi bien que leur *qualité*; ainsi les aliments acides tels que les fruits, le vinaigre, irritent l'estomac, et contiennent très peu de particules nutritives; il faut donc s'abstenir d'en faire habituellement un usage exagéré ; mais ils retardent la fermentation, et ils peuvent être combinés, en petite quantité, avec d'autres aliments, en particulier avec les chairs, fortes en goût, de certains animaux qui ont une tendance à la formation putride : de même les viandes blanches, les substances farineuses et légumineuses, ont besoin d'être relevées par des substances aromatiques ; de même aussi, la nécesité absolue existe, de l'association de certains sels, comme le chlorure de sodium, ou sel de cuisine, avec les préparations culinaires.

Le principal but de ces préparations doit être de faciliter l'action digestive, en excitant les fonctions de l'estomac et des intestins, mais sans aller jamais jusqu'à l'irritation.

L'état particulier de chaque individu, ses habitudes, le climat où il vit, etc., doivent être des règles à considérer dans l'hygiène du régime, et chacun doit se consulter soi-même et être un peu son propre médecin. »

Nous devons dire quelques mots en terminant sur le végétarisme. Cette théorie un peu délaissée actuellement, mais qui a eu de nombreux adeptes, est une conception absolument fausse et erronée ; en effet, un seul argument suffit à la détruire. Chacun de nos organes est construit directement en vue de la fonction qu'il doit accomplir ; les dents doivent donc, comme tous les autres organes, présenter les particularités nécessaires à leurs fonctions. Or, de même que chez les carnivores, on trouve une mâchoire à dents aiguës et tranchantes, pour déchirer les muscles ; de même que chez les herbivores, il existe des molaires plates et larges pour broyer et malaxer les fibres végétales, de même dans la mâchoire de l'homme, on rencontre à la fois des molaires presque plates, des incisives assez tranchantes et des canines pointues, qui sont la meilleure indication que la nature assigne à son genre de nourriture, c'est-à-dire qu'il doit être à la fois herbivore et carnivore, manger par conséquent des légumes et de la viande.

DES PRINCIPAUX ALIMENTS

LEUR NATURE ET LEURS PROPRIÉTÉS

Le Pain.

Le pain est un des aliments les plus répandus dans les contrées civilisées : à Paris seulement, il en est vendu un million de kilos environ par jour.

Le pain se présente, à l'extérieur, sous forme d'un composé de deux substances : la première, une mie spongieuse, élastique, parsemée de trous plus ou moins grands, d'une forme inégale, ayant une légère odeur de levain; la seconde offre une croûte sèche, cassante, plus ou moins colorée. Ses propriétés physiques sont de ramollir à l'humidité, de se dessécher, au contraire, dans un lieu chaud; de se conserver un certain temps sans se moisir; de se gonfler considérablement, trempé dans un fluide quelconque; de se broyer aisément dans la bouche; d'obéir sans peine à l'action de l'estomac.

Le pain n'est pas seulement l'aliment le plus facile à fabriquer, le plus commode à transporter, et le plus économique dans son usage, il est encore le plus propre à l'estomac de l'homme; il renferme les différentes parties qui constituent essentiellement la matière alimentaire.

Cependant, pour que le pain réunisse toutes les qualités que nous venons d'énoncer, il faut que les grains qu'on y emploie soient en bon état, qu'ils ne contiennent aucune semence pernicieuse, qu'on ne fasse pas entrer dans sa composition des matières non farineuses qui, en grossissant la masse, diminuent de son volume actif et affaiblissent ses propriétés nutritives.

La première condition d'hygiène à remplir pour le pain, c'est qu'il ne soit pas mangé chaud ou au sortir du four; car dans cet état, il est collant, pâteux, peut occasionner des gonflements, des maux d'estomac et d'autres indispositions; rien n'est même plus préjudiciable que le pain chaud. On ne saurait donc trop blâmer cette habitude de manger des tartines au beurre toutes brûlantes.

La panification comporte trois opérations :

1° La préparation des levains;

2° Le pétrissage de la pâte;

3° La cuisson du pain.

Que nous soyons redevables au hasard de la découverte importante du levain, ou que nous y ayons été amenés insensiblement par le raisonnement et par l'observation, peu importe : c'est toujours à l'époque de cette découverte que l'homme a pu se flatter de jouir de tous les avantages que le blé est en état de lui procurer. On peut faire remonter la connaissance du pain levé à une date fort ancienne, puisque Moïse remarque que les Egyptiens avaient tellement pressé les Israélites de partir, qu'ils ne leur avaient pas laissé le temps de mettre le levain dans la pâte. Le levain est l'âme de la boulangerie; sans son concours, la pâte ne lèverait point, ni ne contracterait cette odeur vineuse qui caractérise la fermentation panaire; mais ses bons effets dépendent absolument de sa préparation, de l'emploi qu'on en fait à propos, d'après la saison, la nature et l'espèce des farines, le goût ou l'habitude des consommateurs.

On sait que le principe du levain existe dans une foule de matières végétales et animales, mais comme il se trouve plus restreint dans la farine que dans le suc sucré des fruits, il faut nécessairement l'aider par une substance déjà en fermentation.

Le morceau de pâte *levée*, mis de côté de la dernière fournée, porte ordinairement le nom de *levain chef*.

Les quantités de levain à employer sont déterminées par la saison et par la nature des farines.

En général, un levain peut être regardé comme parfait lorsqu'il a acquis le double de son volume, qu'il est bombé; qu'en appuyant un peu la main à sa surface, il la repousse légèrement, qu'en le versant dans le pétrin il y conserve sa forme et nage sur l'eau, et qu'en le maniant il exhale une odeur vineuse agréable. La pâte doit être assujettie et retenue dans des moules, afin de lui faire gagner de la hauteur plutôt que de l'étendue, et qu'elle puisse acquérir un gonflement capable d'augmenter beaucoup le volume du pain. Pour cet effet, on la met dans des paniers d'osier garnis intérieurement d'une toile serrée.

Les signes auxquels on peut reconnaître que la pâte est suffisamment levée, ne sont faciles à saisir que pour la personne habituée à boulanger : l'espace que la pâte occupe dans le panier qui la contient; l'état affiné de sa surface qui repousse le dos de la main qui la presse sans se rompre, sont les seuls moyens qui peuvent éclairer sur cet objet.

Les pains demeurent au four le temps proportionné à leur volume et à leur espèce :

c'est une heure et demie environ pour la pâte la plus ferme, et trois quarts d'heure pour celle qui est la plus légère.

On reconnaît que le pain est cuit, lorsqu'en frappant dessous du bout du doigt il résonne avec force, et qu'au toucher, la mie légèrement pressée, repousse comme un ressort.

Le pain bis ou de munition est sans contredit l'aliment le plus substantiel, le plus analogue à la constitution physique de l'homme qui fatigue, celui qui, sous tous les rapports de l'état habituel, réunit le plus de conditions pour son genre de vie. Mais, il est bien moins facile à digérer que le pain de froment pur.

Un pain bien cuit doit être légèrement salé, bien levé; la mie ne doit pas être molle, s'affaissant facilement; mais ferme et bien trouée; la croûte, de même, qui est la partie la plus nourrissante du pain, doit se présenter d'un goût agréable, cassante, dorée.

Le pain, dit de luxe, est moins nourrissant que le pain ordinaire; et tous deux ne doivent pas être mangés frais, encore moins chauds, mais légèrement rassis.

On a fait beaucoup de bruit en ces derniers temps, au sujet du pain complet, c'est-à-dire retenant dans sa pâte quelques parties de son. Il a de grandes analogies avec le pain de ménage, il est, comme lui, sain, nourrissant, il apaise la faim pour un temps plus long, en même temps, il est légèrement laxatif; mais il ne saurait être recommandé aux convalescents, aux estomacs faibles, ou aux personnes atteintes d'affections stomacales, pour lesquelles le pain blanc est préférable.

La Viande.

On désigne sous ce nom les parties molles, la chair, c'est-à-dire les muscles des animaux que les hommes ont reconnus propres à leur servir de nourriture.

La viande des différents animaux varie suivant les espèces.

Ainsi elle est dense, compacte et désagréable dans les animaux carnivores ; tendre, délicate dans les animaux herbivores ou frugivores ; molle, grasse dans les animaux sédentaires ; ferme, maigre dans ceux qui prennent beaucoup d'exercice ; gélatineuse dans les jeunes animaux ; dure, fibreuse dans les vieux ; semblable dans les animaux des deux sexes, pendant qu'ils sont jeunes, elle est d'un tissu toujours moins serré dans les femelles que dans les mâles ; plus grasse, plus savoureuse dans les animaux privés des organes de la génération, que dans ceux qui les ont conservés ; plus facile à digérer, moins nourrissante dans les oiseaux que dans les quadrupèdes, plus ferme dans les parties les plus exercées de ces oiseaux, comme les cuisses, quand ils marchent plus qu'ils ne volent ; comme les ailes, quand ils volent plus souvent qu'ils ne marchent ; enfin, elle est huileuse dans les oiseaux qui vivent de poissons, et dans les poissons eux-mêmes ; de là une multitude innombrable d'espèces, de nuances et de qualités de viande qui offrent aux hommes des aliments plus ou moins sains, plus ou moins savoureux, et plus ou moins digestibles.

Quelques auteurs ont rangé les viandes en deux grandes classes, sous les dénominations de viande blanche et de viande noire. Les uns comprennent dans la première celle des animaux domestiques, comme le veau, le mouton, le cochon, les oiseaux de basse-cour, etc.

La seconde embrasse les animaux sauvages, le cerf, le chevreuil, le lièvre, le sanglier et le gibier en général à poil ou à plume, comme la perdrix, la bécasse, l'alouette, le râle, etc.

Les autres leur donnent d'autres dénominations ; ils appellent viande de boucherie ou grosse viande celle des quadrupèdes domestiques ; viande de volaille, celle des oiseaux de basse-cour ; et viande de venaison, celle de toutes les sortes de gibier. Les uns et les autres distinguent les viandes en faites et non faites ; ces dernières sont celles des animaux encore jeunes. Les premières appartiennent aux animaux qui ont atteint leur accroissement.

La viande, mise dans un lieu frais et sec, où, par conséquent, elle est à l'abri de la chaleur et de l'humidité, deux puissants agents de la putréfaction, se conserve un certain temps. Exposée à une température au-dessous de la glace, elle reste constamment dans le même état de fraîcheur.

Nous devons donner ici quelques indications et certaines données d'hygiène sur la façon d'apprêter la viande pour la rendre plus digeste. On peut la cuire de deux façons : par la voie sèche et par la voie humide ; mais avant d'y soumettre les viandes, il y a une sorte d'opération préliminaire dont il faut parler ; elle se nomme mortification, et consiste à leur faire perdre quelques gaz par une sorte de fermentation dont les degrés varient suivant l'espèce de viande, et suivant le goût de ceux qui doivent la manger.

Pour cet effet, on la laisse reposer pendant un temps déterminé suivant la température de l'atmosphère. Ce temps varie suivant les saisons et doit durer quatre ou cinq jours en hiver, deux ou trois jours au printemps et en automne, et un jour en été ; c'est d'ailleurs du ressort des bouchers, et ce qu'ils vendent est en général bien mortifié. Quant à la volaille ou aux petits animaux, il en est de même, et il faut prendre la précaution, après les avoir tués, d'enlever le tube intestinal, parce que déjà, rempli de gaz hydrogène sulfuré, il pénétrerait le tissu de la chair par son séjour dans la cavité abdominale, hâterait sa putréfaction, et communiquerait à la viande une odeur désagréable.

La mortification des viandes est une précaution presque indispensable, car par elle on rend la viande plus savoureuse, et on la dispose à être plus aisément penétrée par les sucs gastriques.

A la campagne, pour suppléer à la mortification de la volaille qu'on veut manger de suite, on lui fait boire du vinaigre avant de la tuer. Elle en est beaucoup plus tendre.

On désigne sous le nom de bouilli toute viande cuite dans l'eau, au moyen d'une légère ébullition, sans autre assaisonnement qu'un peu de sel et quelquefois des légumes ou des racines potagères; et sous celui de bouillon, les décoctions des viandes qui, pendant leur cuisson dans l'eau, se sont chargées de parties gélatineuses, extractives et salines qu'elles contiennent.

On connaît, sous la dénomination de consommé, une espèce de bouillon plus épais que le bouillon ordinaire, tant parce qu'on a employé pour le préparer une plus grande quantité de viande, que parce que cette viande a non seulement reçu une coction plus prolongée et une division plus considérable, mais encore une forte expression. Les gelées sont une autre espèce de bouillon préparé avec des viandes plus muqueuses que celles qui fournissent le consommé, que d'ailleurs on clarifie et on épaissit au point de se concréter par le repos et le refroidissement.

Le bouillon est loin de contenir toutes les substances nutritives que bien des personnes lui prêtent, on doit même dire que c'est un aliment très pauvre : il ne renferme, en effet, que fort peu de matières alimentaires, il est riche seulement en substances salines. Il faut lui reconnaître néanmoins deux grandes qualités : c'est un tonique faible, mais très rapide, c'est-à-dire qu'il *remonte* en quelques instants l'organisme débilité; il le soutient, momentanément mais vite, et lui permet d'attendre un secours plus efficace ; de plus, il est éminemment *peptogène*, c'est-à-dire qu'il favorise on ne peut mieux la production dans l'estomac de la pepsine et des sucs nécessaires à une bonne digestion. Pris tiède ou froid, à raison d'une tasse à thé, dix minutes ou un quart d'heure avant les repas, il excite la secrétion du suc gastrique, et constitue le meilleur des apéritifs, et lorsque les aliments arrivent dans la cavité stomacale, ils trouvent, pour ainsi dire, tout prêts les éléments nécessaires à leur élaboration.

Pour faire un bon bouillon, il faut mettre le morceau de viande que l'on a choisi dans l'eau froide, et laisser cuire doucement à petit feu, sans que l'ébullition ne se fasse remarquer à la surface du liquide que par un léger frémissement. De cette façon, le bouillon pénètre la viande autant que faire se peut, il en dissout mieux les principes solubles et acquiert le maximum de ses propriétés : autrement, en mettant le morceau de bœuf dans l'eau bouillante, il se produit presque instantanément autour de lui une couche coagulée qui sert d'enveloppe protectrice et empêche tout échange entre la viande et le bouillon : de cette dernière manière, le bouilli est meilleur, mais comme c'est un aliment qui ne doit pas paraître sur la table d'un dyspeptique, nous n'avons à nous inquiéter que des qualités du bouillon.

On appelle ragoûts toutes sortes de viandes cuites ou servies avec des sauces plus ou moins épaisses, plus ou moins composées d'ingrédients propres à en relever le goût, à leur donner plus d'agrément, ou à ajouter à leurs propriétés nutritives. Les sauces ont pour base des substances grasses, des acides végétaux, des sucs de viande, le lait, le beurre, etc., et pour assaisonnement, le sel, le poivre, le vinaigre, des épices et des aromates de toutes sortes. Les viandes cuites à la sauce sont en général moins digestibles que celles qui sont rôties ou grillées ; néanmoins, la sauce poulette, les blanquettes sont de facile digestion.

Quant à la cuisson des viandes par la voie sèche, elle consiste à les faire tout simplement rôtir soit sur le gril ou à la rôtissoire, soit au four ou même à la casserole ; c'est de cette façon qu'elles conservent le mieux leurs sucs et leur saveur et qu'elles sont le plus conseillées pour les estomacs délicats. Pour cela, on ne doit pas employer un degré de chaleur trop considérable, qui en altère la surface; un rôti, filet ou côtelettes bien saisis, mais pas cuits précipitamment, sont bien préférables aux mêmes mets obtenus en brusquant la cuisson.

En résumé, comme conseil pratique, on doit dire que le *veau* est de très facile digestion et tout à fait approprié aux estomacs fatigués.

Le *bœuf* est très nourrissant et d'une digestion facile pour de robustes estomacs, mais beaucoup plus difficile, surtout bouilli, pour des organes malades. Le rosbif, le filet, l'entrecôte, sont bons.

Le *mouton* est aussi très nourrissant; sous certaines formes, ragoût, mouton à la sauce, aux pommes de terre, il est très indigeste pour un grand nombre de personnes; mais le gigot saignant, les côtelettes grillées, sont une nourriture très saine et d'une digestion beaucoup plus aisée.

La viande des *charcuteries*, le porc généralement, très gras, ne doit pas faire partie de la nourriture des estomacs faibles; pourtant, il arrive souvent que le rôti de porc bien maigre est suffisamment toléré.

Le *gibier* peut constituer des mets savoureux pour les personnes bien portantes, mais ne doit pas faire partie de l'alimentation des mauvais estomacs.

La chair des oiseaux, la poule, le dindon, la pintade, le pigeon, est un peu moins nourrissante que la viande de boucherie, mais est très digestible. Les perdrix, faisans, cailles, alouettes, font partie du gibier.

Le *poisson* est un aliment sain et léger, délicat, mais faut-il encore choisir. Je conseille la perche, la truite, le brochet, l'éperlan, la sole, le merlan, le turbot, le barbeau; j'interdis l'anguille, la tanche, le saumon, le hareng, le maquereau, le thon, qui peuvent produire des troubles sérieux.

Les *crustacés :* langoustes, homards, les écrevisses et les crevettes ; les *mollusques :* moules, coques, palourdes, escargots, sont des aliments que des estomacs solides seuls, peuvent se permettre. Pour certains, les huîtres sont très digestibles, pour d'autres, très indigestes.

Les œufs.

Les œufs sont un aliment excellent, léger, sain et réparateur, aussi réparateur que la viande.

Ils contiennent non seulement un embryon, mais encore la quantité de nourriture dont le petit animal qui doit naître aura besoin, lorsque, par l'effet de l'incubation, il prendra du développement et de l'accroissement. La coque, qui est la partie la plus extérieure des œufs d'oiseaux, est ordinairement blanche, dure, fragile, poreuse ; elle se laisse pénétrer par l'humidité qui en sort, et par l'air qui la remplace.

Elle est composée d'une grande quantité de carbonate calcaire, 89 parties ; d'une petite quantité de phosphate de chaux, 5 parties sur 100 ; les molécules de ces deux substances sont unies par un gluten animal. Sous cette coque ou cette écorce, est appliquée une membrane mince, molle, transparente, d'un tissu serré qui enveloppe :

1° Une humeur visqueuse, tenace, limpide, connue sous le nom d'albumen, et vulgairement sous celui de blanc d'œuf.

2° Un corps globuleux nageant au milieu de cette humeur, et ayant une consistance molle, une couleur jaune, d'où lui vient le nom de jaune d'œuf, vitellus.

3° Un petit corps blanc qui se trouve placé à un point de la membrane qui environne le jaune ; ce petit corps porte le nom de cicatricule. Il contient le germe, qui, à l'aide de circonstances favorables, doit l'animer et le transformer en un être organisé.

Les œufs ont, en général, une forme elliptique, plus ou moins allongée suivant les espèces ; on y distingue un gros et un petit bout ; le premier est arrondi, et l'autre se rapproche ordinairement plus ou moins de ce qu'on nomme pointe.

Chez la plupart des oiseaux, ils ont une couleur dominante, sur laquelle sont répandues des taches plus ou moins nombreuses ou variées. On a cru trouver des rapports avec la couleur des taches des œufs et les teintes du plumage ; mais il est peu d'oiseaux auxquels on puisse appliquer cette remarque ; en effet, la poule noire pond des œufs aussi blancs que celle dont le plumage est de cette couleur la plus pure ; le tinamou, dont les œufs sont d'un très beau bleu, n'a que du gris dans son vêtement ; le faisan doré de la Chine, dont la livrée est variée de couleurs riches et de nuances différentes, provient d'un œuf rougeâtre pâle et uniforme. On pourrait encore citer un très grand nombre d'exemples qui prouvent que la couleur des œufs n'a aucun rapport avec celle des plumes, et qu'elle ne peut indiquer quelle sera celle de l'oiseau qui en naîtra.

Au point de vue de la valeur nutritive, Avicenne disait qu'un jaune d'œuf avalé produisait une quantité de sang égale à la sienne. Hippocrate, et après lui tous les médecins, ont regardé les œufs comme un de nos meilleurs aliments ; en effet ils nourrissent les convalescents sans charger leur estomac ; ils les restaurent beaucoup mieux qu'aucune autre substance nutritive. Ils se prêtent à tous les procédés de la cuisine ; mais la manière la plus simple de les préparer, c'est de les faire cuire à la coque, avec la précaution de ne point les laisser durcir, et surtout de les employer nouvellement pondus. On réussit à saisir le point de cuisson convenable, en les plongeant un instant dans l'eau bouillante (deux minutes), ou bien en les mettant avec l'eau sur le feu, et en les retirant de l'eau aussitôt qu'elle a jeté son premier bouillon. Cette dernière méthode est préférable, en ce que les œufs sont cuits plus également, et que le jaune a été mieux atteint par le calorique.

On doit préférer les œufs tout nouvellement pondus. Voici quelques moyens de reconnaître s'ils sont frais ou non. D'abord, on peut les présenter à la lumière d'une chandelle : Si les parties qu'ils contiennent sont claires, fluides et transparentes, ils sont frais ; si, au contraire, leur transparence est troublée, il est évident qu'ils ont éprouvé de l'altération, et que par conséquent ils sont anciens.

En second lieu, si en les approchant du feu ils se couvrent d'une légère humidité, c'est une preuve que leurs coquilles ne sont pas encore totalement desséchées, que le premier albumen n'a rien perdu de sa fluidité, et que par conséquent ils sont frais.

Les œufs qui sont vieux offrent dans leur intérieur un vide qui donne la mesure de la perte qu'ils ont essuyée ; et comme il est déjà sensible dans un œuf pondu depuis trois ou quatre jours, et qu'il s'agrandit graduellement, les marchands d'œufs ont imaginé de juger les degrés de nouveauté ou d'ancienneté de l'œuf par la petitesse ou la grandeur de ce vide, et l'habitude leur fait faire cette estimation avec beaucoup de justesse. Ce vide existe toujours latéralement vers le gros bout, où il est plus ou moins distinct en raison de l'ancienneté de l'œuf. On voit qu'il est formé par le test d'un côté, et de l'autre par sa membrane immédiate qui est décollée. Il est occupé par une certaine quantité d'air atmosphérique. Renverse-t-on cet œuf, jamais on n'aperçoit rien de semblable au petit bout. M. Léveillé donne à ce vide le nom de chambre aérienne. C'est la recherche de ce vide, de cette chambre plus ou moins étendue, que l'on appelle le *mirage* des œufs.

On vend quelquefois pour œufs frais, des œufs conservés dans de l'eau. Ils sont à la vérité aussi pleins, ils ont autant de lait que les autres, quand on les fait cuire; mais leur saveur est altérée. Les palais délicats trouvent aussi des différences dans le goût des œufs, selon les aliments dont les poules ont été nourries. Les grains déterminent dans ces œufs une nuance de saveur qui ne ressemble pas à celle que procure de l'herbe ; et lorsque les poules avalent beaucoup de hannetons ou d'autres insectes dans la saison où ils sont abondants, les œufs sont très désagréables à manger. Leur jaune prend une couleur terne. L'orge fonce la couleur du jaune, le rend plus délicat. Enfin, les bourgeons de sapin mangés par les poules, communiquent aux œufs une odeur de térébenthine.

On a cherché à conserver les œufs comme les autres denrées. On a pensé à les garantir : 1° d'abord de l'air et de l'humidité qui, aidée de la chaleur, leur communique un mouvement de fermentation qui les altère. Elle leur est si fatale, qu'une seule goutte d'eau qui aura séjourné sur un œuf frais pendant quelque temps, fait corrompre la partie du blanc qu'elle a touchée à travers la coque. La tache qu'elle a imprimée s'agrandit jusqu'à ce que la pellicule qui couvre le jaune soit attaquée; alors l'œuf est perdu : mais si le jaune n'est point atteint, et qu'on fasse durcir un œuf dont le blanc seul est taché, en enlevant la portion gâtée, le reste est encore bon. 2° De la gelée, qui, en fêlant la coque et désorganisant l'intérieur, les dispose à se putréfier. Il arrive quelquefois qu'un œuf se gèle sans éprouver de fêlure ; mais le dégel arrivant, si on ne l'emploie pas bientôt, il se corrompt avec la plus grande célérité. Pour remplir ces vues, les uns mettent les œufs dans un mélange de son et de sel, les autres les isolent dans des tas de blé et de seigle ; ceux-ci les arrangent dans de la sciure de bois ; ceux-là, dans des cendres ; plusieurs les placent sur des lits de paille et de son ; il en est, enfin, qui préfèrent les stratifier avec de la paille de seigle bien sèche, la pointe en bas, dans des paniers, et serrer ensuite les paniers dans des endroits ni trop chauds, ni trop froids, et où ils ne soient point exposés aux émanations des gaz putrides. Le premier but qu'on doit se proposer est de les préserver le plus possible du contact de l'air atmosphérique. Et à un autre point de vue, un moyen très efficace entre tous, serait de ne conserver que des œufs non fécondés, c'est-à-dire des œufs pondus par des poules qui n'ont point eu de communication avec les coqs. En effet, les œufs non fécondés restent intacts pendant tout le temps de l'incubation, tandis que les autres se corrompent, dès qu'une cause quelconque en arrête le progrès. En outre, l'expérience a prouvé que les œufs qu'on nomme clairs, résistent, sans se corrompre, à une température de trente-deux degrés continuée pendant trente à quarante jours; que seulement ils perdent de leur humidité par une évaporation qui épuise leurs liqueurs.

Or, pour avoir des œufs capables de se conserver mangeables sans préparation, depuis le printemps jusqu'à la fin de l'hiver, il faudrait qu'ils eussent été pondus par des poules privées depuis au moins un mois de l'approche du coq; et si on les avait destinés à être gardés encore plus longtemps, il faudrait qu'ils eussent été vernissés ou graissés.

En résumé, les œufs sont excellents quand ils sont bien frais. Lorsqu'ils ont été soumis peu de temps à l'action de l'eau bouillante, ils éprouvent un commencement de coagulation qui les rend plus agréables à manger; on les désigne alors sous le nom d'œufs à la coque. Dans cet état ils sont nourrissants et de facile digestion, et conviennent aux convalescents. Il n'en est pas de même lorsque la coagulation est complète, et qu'ils présentent en brisant la coquille une masse solide; on dit alors qu'ils sont durs. L'albumen dans cet état est difficilement attaqué par l'action des sucs gastriques; alors l'œuf est absolument indigeste et très difficilement supporté par l'estomac. En sorte que, si on veut en faire un aliment facile à digérer sous n'importe quelle forme, il faut les faire peu cuire, et se rappeler que la partie essentielle, la plus nutritive, la plus efficace pour relever les forces, et pour tonifier l'estomac, est le jaune, qu'un jaune seul est préférable à cinq ou six blancs. Trois jaunes d'œufs bien frais, battus dans un demi-bol de bon bouillon, sont aussi nourrissants qu'un fort bifteack et beaucoup plus faciles à digérer.

Les légumes.

Au point de vue de la consommation, on peut diviser les légumes en deux catégories : les légumes verts et les légumes secs.

Parmi les légumes verts, les uns sont très légers, les autres doivent être prohibés de l'alimentation, comme indigestes.

Pour les premiers, citons les petits pois bien tendres et bien cuits, les épinards, surtout au lait, les pointes d'asperges, les petits haricots verts, le cresson cuit dont on a minutieusement retiré ce qu'on appelle les côtes, l'extrémité des feuilles devant seule être employée.

La chicorée très cuite, au jus ou à la crême, les artichauts très tendres et très cuits.

Les légumes herbacés à proscrire sont : les artichauts crus, les choux, le céleri, la salade, les radis rouges ou noirs, la carotte, la tomate, les flageolets, les oignons, les navets, les panais, les salsifis, l'oseille en grande quantité, le melon, les concombres.

La *pomme de terre* tient une grande place dans l'alimentation journalière du riche comme du pauvre.

On ne doit consommer que celles qui sont bien mûres ; vertes ou germées, elles sont nuisibles et peuvent causer de la gastrite, des coliques et même de la diarrhée.

En ragoût, ou, en général, à la sauce, elles surchargent l'estomac ; mais en purée, elles constituent un aliment nutritif.

Les principaux légumes secs sont les haricots, les pois et les lentilles.

Le *haricot* représente un excellent aliment. Mais il laisse dans les tubes intestinaux des déchets abondants, inutiles pour le sang et qui produisent des pesanteurs fâcheuses. Pour être digestibles, les haricots doivent être cuits longuement et décortiqués.

Les *pois* se digèrent aisément et possèdent une incomparable puissance nutritive.

La *lentille* est le meilleur des légumes secs, ayant un pouvoir reconstituant presque égal à celui de la viande ; sa farine est à la fois réparatrice, très légère à l'estomac, et d'une excellente saveur.

On peut dire en général que les légumes secs constituent une alimentation excellente, mais (car il y a un mais), ils doivent être débarrassés de leur écorce, et autant que possible du germe de la petite tige en miniature, et pour parler plus scientifiquement, ne conserver absolument que les cotylédons. On sait que les cotylédons sont toute la partie nutritive des légumineuses, et dans les lentilles surtout ces principes nutritifs ont une valeur considérable. La suppression de la peau et du germe, ou pour mieux dire, la décortication, supprime par le fait même les inconvénients qui résultent de l'emploi des légumes secs ; elle fait disparaître les acidités, l'âcreté, les gaz, et rend l'assimilation complète. C'est pour ainsi dire l'hygiène des légumes secs ; les estomacs, même très faibles, y trouvent, quand ils sont ainsi préparés, un produit agréable au goût, très nourrissant et de digestion nullement laborieuse. Malheureusement la décortication est une opération très minutieuse dans un ménage, et demande un temps très long.

Le meilleur moyen d'y suppléer est de bien faire cuire le légume, lentilles ou haricots, de l'écraser et de le faire passer à travers une passoire; on obtient ainsi une purée très digestible et très nourrissante.

Le lait.

Cette bienfaisante liqueur, si favorable aux développements des animaux mammifères, est sans contredit la meilleure nourriture que l'estomac des débilités aussi bien que celui des nouveau-nés puisse digérer; aussi voyons-nous l'homme, dans les différentes périodes de la vie, admettre le lait au nombre des boissons devenues pour lui d'un usage indispensable, l'employer comme aliment.

Le lait, exposé au contact de l'air atmosphérique, et à une température où il puisse exister sans éprouver d'altération sensible dans l'organisation de ses parties constituantes, se recouvre peu à peu d'une matière épaisse, onctueuse, agréable au goût, quelquefois d'une couleur jaunâtre, mais plus souvent d'un blanc mat; cette matière est la crème, spécifiquement plus légère que le lait, et dont la densité, au moment où celui-ci sort des mamelles, est presque égale à celle du fluide dans lequel elle se trouve confondue : ce n'est que quand elle a acquis, par le refroidissement et par le repos, assez de consistance qu'elle monte à la surface et qu'on parvient à la séparer. Or, cette séparation s'exécute avec d'autant plus de régularité et de promptitude, que le vase qui contient le lait est plus large, mais jamais on ne peut arriver à enlever la crème en totalité.

Le lait, séparé ainsi, n'a subi aucune décomposition, car la matière caséeuse, le sucre, et les sels essentiels qui en forment les parties constituantes, s'y trouvent encore.

L'âge, la santé, la constitution et la nourriture des animaux qui fournissent le lait, les soins qu'on en prend, les endroits qu'ils habitent, influent plus ou moins sur sa production : il existe encore d'autres causes capables d'apporter au lait des modifications qui, sans toucher à ses caractères spécifiques, peuvent augmenter ou affaiblir sa qualité. Arrêtons-nous à quelques exemples.

L'expérience prouve que le lait est séreux et abondant à l'époque du part ; qu'il diminue de quantité et augmente de consistance à mesure qu'on s'en éloigne ; que dans une même traite, le lait qui vient le premier n'est nullement semblable au dernier ; que celui-ci est infiniment plus riche en principes que l'autre ; qu'il faut à ce fluide un séjour de douze heures dans l'organe qui le sécrète, pour acquérir toute sa perfection ; qu'enfin le lait trait le matin a constamment plus de qualité que le lait du soir, observation importante, qu'il ne faut jamais perdre de vue, quelle que soit la destination qu'on donne au laitage.

La nature plus ou moins succulente des herbages qui entrent dans la nourriture des animaux, contribue aussi à améliorer la qualité du lait, cependant, il est de fait que du sel marin ajouté à des fourrages sans goût et détériorés concourt à rendre le lait plus épais et plus savoureux.

Le lait provenant des troupeaux nourris dans les prairies composées de beaucoup de plantes fines et aromatiques, surtout de graminées, donne des produits qui réunissent beaucoup de qualités; et même, lorsque ces mêmes plantes ont perdu, par la dessiccation, leur humidité superflue et une partie de leur odeur, elles n'en donnent pas moins aux vaches qui en sont nourries un lait aussi abondant en principes que si ces animaux étaient au vert. La qualité plus ou moins succulente du fourrage explique pourquoi les bêtes qui paissent dans les lieux aquatiques et ombragés fournissent communément un lait moins bon que celles qui vivent dans les herbages gras, mais découverts, et sur des terrains qui leur sont propices; pourquoi le lait des femelles qui sont nourries exclusivement de trèfle, de luzerne, de raves, et surtout de choux, éprouve une altération évidente dans sa saveur; enfin, pourquoi la vache qui a vêlé en juillet donne en octobre un lait plus riche en crème, quoiqu'elle soit nourrie avec des fourrages secs.

Il serait superflu de s'arrêter plus longtemps sur cette question, tout importante qu'elle soit. En général, il paraît démontré que le lait est un de ces fluides dont la perfection est subordonnée à une foule de circonstances, souvent si difficiles à réunir, qu'il n'est pas si commun qu'on le pense de trouver des animaux, toutes choses égales d'ailleurs, qui le donnent constamment bon, et dont les principes soient parvenus au même degré d'appropriation.

Le meilleur lait n'est ni trop clair ni trop épais; il doit être d'un blanc mat, d'une saveur douce et agréable.

Il n'est pas douteux que, comme beaucoup d'autres aliments et boissons, il exerce aussi la cupidité des marchands, et qu'il se glisse de fréquentes fraudes dans son commerce.

Comme le lait pur ne doit former aucun dépôt au fond du vase qui le contient, on peut soupçonner qu'il est mélangé quand il a ce défaut.

Pour s'en assurer, il ne s'agit que de soumettre le dépôt à quelques expériences. Si c'est de la farine, elle présentera, au moyen de la cuisson, une bouillie, tandis qu'on aura une gelée, si c'est de la fécule ou amidon. On peut augmenter la quantité du lait, en y ajoutant de l'eau, sans que l'intensité de sa couleur soit sensiblement diminuée ; mais cette fraude, la plus commune que se permettent les laitiers, est quelquefois difficilement constatée autrement que par les sens. On a bien l'emploi du pèse-lait, pour s'en assurer d'une manière plus certaine ; mais cet instrument demande une sorte d'exercice pour être manié utilement : d'ailleurs, il est insuffisant pour faire connaître positivement dans quelle proportion l'eau se trouve mélangée, attendu que le lait varie à la journée de pesanteur spécifique.

Certaines personnes ont de l'attrait pour le lait doué encore de sa chaleur naturelle ; et pourtant on ne saurait douter qu'il a une saveur plus douce et plus agréable quand il a perdu entièrement cette chaleur, et qu'il a pris la température de la laiterie. Au sortir des mamelles, il a encore le fluide de la vie, cette émanation animale qu'on exprime en disant : le lait sent la vache : odeur qui pour beaucoup de palais est absolument désagréable.

Pour l'homme jouissant d'une bonne santé,

le lait ne présente qu'une boisson alimentaire, qui, de même que toutes les autres, peut être prise indifféremment. Mais quand il s'agit de l'administrer dans les cas de maladie, il devient un véritable médicament ; c'est alors que son usage exige des précautions, soit avant, soit pendant, soit après le traitement. Ces précautions sont subordonnées, comme on le conçoit, à l'espèce d'affection qu'il s'agit de combattre, à l'âge et au tempérament du sujet, à ses habitudes et au climat sous lequel il vit.

Il est nécessaire d'accoutumer peu à peu le malade à l'espèce de régime dont il devra faire usage lorsqu'il prendra le lait. Par exemple, si les aliments ordinaires sont tirés du règne végétal et du règne animal, et qu'on ait l'intention, lorsqu'il sera au lait, de ne lui permettre qu'une nourriture végétale, il faut quelques jours d'avance lui faire essayer ce nouveau régime, afin d'acquérir la preuve que l'estomac peut s'en accommoder, et dans le cas contraire, en prescrire un autre qui puisse mieux convenir.

Cette précaution, à laquelle on ne fait pas ordinairement attention, est cependant absolument nécessaire. Si on veut éviter aux malades ces dégoûts, ces pesanteurs d'estomac, ces malaises, qu'on est toujours disposé à attribuer au lait, tandis que si on agissait prudemment, on acquerrait la conviction que le plus souvent elles ne sont dues qu'au changement trop radical des habitudes ou du régime.

Les époques de la journée où on le prend, la quantité qu'on en boit à la fois, les distances observées entre chaque absorption, le degré de chaleur qu'on lui donne, sont autant de circonstances qui influent sur ses propriétés. Il en est de même de sa nature. C'est ainsi que le lait de chèvre réussit parfois, tandis que celui de vache fatigue l'estomac; plus souvent encore le lait d'ânesse est préférable comme plus séreux, composé de principes moins gras et dans une proportion différente. Quelquefois on peut faciliter la digestion du lait en le donnant parfaitement écrémé ; d'autres fois, en le coupant avec des décoctions mucilagineuses ou toniques. Les opinions sont partagées à l'égard de la chaleur que doit avoir le lait au moment où les malades vont le prendre; les uns veulent qu'il soit donné à froid, les autres qu'il soit chauffé au bain-marie; plusieurs assurent qu'il faut le faire bouillir; il y en a enfin qui croient préférable de l'administrer lorsqu'il est encore pourvu de sa chaleur naturelle. Sans vouloir discuter les autres opinions, personnellement je préfère le faire prendre froid et cru.

Ici vient se placer tout naturellement la question du lait stérilisé : elle est trop à l'ordre du jour depuis plusieurs années, pour ne pas en dire quelques mots. Sans doute, la stérilisation, surtout bien faite comme elle l'est par les appareils actuels, peut rendre de grands services, surtout dans l'alimentation des jeunes enfants, où le moindre ferment ou toxine peut irriter gravement le tube intestinal, et déterminer des entérites sérieuses : mais en dehors de ces cas particuliers, je ne vois pas l'utilité qu'on peut tirer pour les affections de l'estomac d'une substance qui, en somme, n'est plus ce que la nature nous l'a faite, et je reste convaincu que si l'on peut se procurer du bon lait sans altération ni adultération, provenant de vaches saines, jeunes, bien soignées, s'il nous est livré dans de bonnes conditions, peu de temps après la traite et s'il est, du moment où il sort du pis de l'animal jusqu'à celui de la consommation, manipulé avec propreté, ce lait est préférable à tout autre et c'est lui qui produira les meilleurs effets.

En résumé : le lait de bonne qualité est un aliment parfait. Il est spécialement recommandé dans les cas d'ulcère de l'estomac, de dyspepsie, mais il faut proscrire celui des vaches enfermées dans les écuries de Paris, au milieu d'une atmosphère viciée, trop souvent confinées dans des espaces restreints et sans lumière suffisante. On accuse le lait d'être un puissant agent de transmission de la tuberculose, mais jusqu'ici aucune transmission probante n'est venue confirmer cette théorie d'une façon précise.

Le lait est adoucissant et relâchant, c'est pour cela qu'il produit tantôt un peu de constipation, tantôt de la diarrhée, suivant l'état du tube digestif. Tous les estomacs ne s'en trouvent pas également bien; quand on éprouve quelque difficulté à le digérer, l'addition d'une infusion de thé léger remédie à cet inconvénient. Le *beurre* est un aliment très nourrissant, relativement plus digestible que les autres graisses ; il convient très bien aux personnes maigres, faibles, aux tuberculeux; dans bien des cas même, il peut remplacer l'huile de foie de morue; mais il ne convient pas aux dyspeptiques, aux bilieux, aux personnes à profession sédentaire, à cause des digestions laborieuses qu'il détermine.

L'eau.

L'eau est la seule boisson qui convient à tous les estomacs. Elle est favorable à ceux qui souffrent de constipation, de troubles dans les fonctions de l'appareil urinaire.

Pour que l'eau soit véritablement bonne, il faut qu'elle soit limpide, incolore, inodore, qu'elle ne renferme ni ammoniaque, ni déchets organiques, ni bactéries.

Elle doit présenter comme particularités :

1° D'être claire, limpide, de n'avoir aucun corps ni substances, qui en troublent la transparence ;

2° D'être sans odeur et sans couleur; d'avoir une saveur fraîche et pénétrante;

3° De bouillir aisément sans se troubler, ni déposer des corps étrangers;

4° D'effectuer rapidement la cuisson des légumes, des herbes et des viandes;

5° De s'échauffer, de se refroidir et de se geler promptement;

6° De bien dissoudre le savon, et de laver parfaitement le linge ;

7° De ne point gâter les dents, ni fatiguer l'estomac.

8° De dégager beaucoup de bulles d'air, étant vivement agitée dans une bouteille, ou exposée sous le récipient de la machine pneumatique ;

9° D'extraire avec facilité l'arome, le goût et la saveur des végétaux traités en infusions.

10° De ne pas altérer le goût du vin avec lequel on la mêle.

Les diverses formes que l'eau est susceptible de prendre, depuis la consistance la plus solide jusqu'à la fluidité, en font varier également les effets.

L'eau froide flatte le palais, apaise la soif, aide à la digestion, en remontant les forces de l'estomac.

L'eau de boisson qui devrait être si pure, puisqu'elle entre en si grande quantité dans le sang, est trop souvent infectée par une foule de micro-organismes plus ou moins dangereux.

Il y a des maladies à l'état latent dans ces eaux impures, et leurs germes peuvent exister ou séparément ou vivre ensemble en très bon accord, et sans que les différents bacilles soient aucunement gênés de la communauté.

Les principales sont la diarrhée et la dysenterie d'abord, toutes deux provoquées par l'ingestion de boisson souillée par des matières organiques, de détritus de toutes sortes, cadavres d'animaux, etc. L'eau de Seine, sous ce rapport, est une grande coupable; de même, l'eau des mares, des marais, et des stagnations en général, y prédispose particulièrement. Certains calculs urinaires, des sables rouges ou jaunes qui déposent parfois au fond de l'urine, sont attribuables, en partie du moins, à l'usage d'une eau trop calcaire, trop chargée de sels de chaux, comme celle des puits, des citernes creusées dans la craie, et dont l'eau n'est pas assez renouvelée par un usage journalier.

Le goître ou grosse gorge doit être rapporté à des propriétés particulières de l'eau de certains pays, le manque d'air et l'absence complète d'iode; ces conditions se rencontrent surtout dans différentes contrées de la Suisse et quelques localités françaises situées sur les frontières alpines. En Savoie le goître est endémique.

Parmi les entozoaires, c'est-à-dire les vers intestinaux, le bothéocriphale, large et long ver blanc, qu'il ne faut pas confondre avec le tœnia ou ver solitaire, est souvent introduit dans le tube digestif sous forme d'embryons qui arrivent dans l'intestin de l'homme.

La fièvre des marais, fièvre intermittente, se propage par les miasmes aériens, mais l'eau peut aussi en véhiculer les germes, et il est à remarquer que dans les contrées marécageuses, ceux qui boivent de l'eau puisée dans les étangs sont beaucoup plus sujets à l'intermittence que ceux qui ont recours à des puits profondément creusés.

La fièvre typhoïde, de toutes la plus importante par sa fréquence dans nos régions, et la facilité avec laquelle ses germes se développent, est produite aussi par des eaux de mauvaise nature, souillées ou contaminées de bacilles pathogènes. C'est, d'après le professeur Brouardel, le mode de transmission le plus ordinaire.

Voilà pourquoi l'eau de la Seine, dans la traversée de Paris, serait dans les plus mauvaises conditions hygiéniques, si on la prenait comme eau de boisson, car, pendant ce trajet, elle se charge de tous les ferments et de tous les microbes contenus dans les égouts, dans la Bièvre, et dans les déversoirs qui débouchent des deux rives. A Choisy, l'eau de Seine contient par centimètre cube, 300 micro-organismes ou microbes. Plus en aval, il y en a pour le même volume, 1.400. Dans le milieu de Paris, l'eau seule des lavoirs lui en fournit par centimètre cube 26.000.000 (vingt-six millions). L'eau de la Vanne, au contraire, prise à Montrouge, n'en renferme que 120, ce qui est un chiffre fort acceptable, puisque la présence de 50 à 150 de ces infiniment petits n'est pas considérée comme quantité nuisible.

Heureusement, on peut obtenir une eau tout à fait saine et exempte de germes dangereux par deux moyens bien simples, et à la portée de tout le monde : l'ébullition et la filtration. Il suffit que, versée dans un récipient bien propre, elle soit portée pendant quelques instants à la température de 100° pour la rendre complètement stérile, c'est-à-dire sans danger. On peut alors, si on veut, y adjoindre quelques substances aromatiques, comme des feuilles de thé, de menthe, de mélisse, etc. Ce procédé a un inconvénient, c'est de priver l'eau de ses gaz, et la rendre insipide au goût, et un peu lourde à l'estomac.

La filtration est un moyen un peu plus long et plus coûteux, mais il donne des résultats meilleurs.

Presque tous les filtres vendus à cet usage, les plus simples comme les plus compliqués, sont bons.

Ils doivent de préférence être faits de substances minérales (sable, grès, charbon, etc.) qui laissent parfaitement passer l'eau, tout en retenant les matières organiques nuisibles, plutôt qu'avec de la laine, du coton, de l'éponge, ou autres substances animales ou végétales ; à moins que celles-ci ne soient disposées de telle sorte qu'on puisse les changer et les renouveler facilement, dès qu'elles sont chargées des microbes de l'eau retenus dans leurs tissus. En principe, la première qualité d'un bon filtre doit être de pouvoir souvent et commodément se nettoyer.

Eau de Seltz. L'eau de Seltz est une boisson qui peut rendre quelques services aux estomacs atones, ou en cas de vomissements tenaces. Mais il ne faut pas en abuser, car en grande quantité, elle devient irritante pour la muqueuse stomacale.

EAUX MINÉRALES. Nous voici maintenant arrivés à la question des Eaux minérales. On appelle ainsi des eaux qui renferment à l'état libre ou à l'état latent des gaz ou des sels minéraux, ayant certaines propriétés et des actions différentes sur nos fonctions physiologiques.

On les divise généralement en diverses classes, comprenant les eaux *sulfureuses*, les eaux *ferrugineuses*, les eaux *gazeuses ou acidules*, les eaux *salines* purgatives ou non. Les unes sont froides, les autres sont chaudes ou *thermales*.

Quelle est maintenant la valeur thérapeutique des eaux minérales, surtout au point de vue particulier des affections qui nous intéressent? On doit reconnaître qu'on a dit et trop de bien d'un côté et trop de mal de l'autre, des eaux minérales. Les uns, sous le prétexte du peu de matières actives qui entrent dans la composition de ces eaux et du peu d'effet qui doit en résulter, ont révoqué en doute leurs bons effets; les autres, exagérant leurs vertus, les ont présentées comme pouvant combattre et guérir tous les maux. Il y en a de bonnes, il y en a de passables, et il y en a de parfaitement inutiles : les premières seules nous intéressent. Mais, comment discerner leurs qualités? et quelles sont celles qu'il faut employer dans les maladies d'estomac? La plupart du temps, les malades ne savent à quel saint se vouer, et on boit au hasard, à tort et à travers, on goûte à toutes les sources inutilement, et on se dilate. Il faut bien se rappeler qu'il en est des eaux minérales, comme de certains médicaments; on doit, si on veut compter sur leur efficacité, non seulement adapter parfaitement leurs propriétés à chaque maladie qui les nécessite; mais encore, après un choix bien judicieux, connaître le moment opportun de les employer, aux doses convenables et avec les précautions qu'elles exigent; car, si une eau minérale mal employée n'apporte pas toujours d'altération sensible à la santé de ceux qui en boivent indiscrètement ou sans nécessité, elle est au moins dans le cas de manquer son effet, lorsqu'elle pourrait être utile. Il arrive même que pour certaines d'entre elles, qui sont énergiques, elles déterminent quand on en boit mal à propos, de véritables troubles et des perturbations graves de l'organisme général. Pour ne citer qu'une des plus connues, l'eau de Vichy par exemple, il faut reconnaître qu'elle rend dans certains cas des services signalés, et inappréciables, mais que de déboires, de malaises, et d'aggravations sérieuses, n'a-t-elle pas causés dans bien des dyspepsies, des gastralgies, où elle était parfaitement contre-indiquée!

Le meilleur conseil à donner en ce cas aux malades, est de ne pas choisir eux-mêmes l'eau minérale qu'ils doivent boire, mais de la faire choisir pour eux par leur médecin.

Le vin.

L'espace restreint de cette causerie ne me permet pas d'aborder, comme elle le mérite, cette question pourtant si importante du vin et de ses propriétés.

J'en dirai pourtant quelques mots.

Les principales substances qui entrent dans la composition du vin sont : l'alcool dont la proportion varie de 5 à 15 pour cent, le tannin qui est plus abondant dans les vins rouges que dans les blancs, les matières colorantes, l'acide tartrique et les tartrates, le sucre et enfin différents sels en quantité variable. Un vin qui renferme un degré d'alcool de 7 à 8 est d'une excellente moyenne. Quant à la quantité qu'on peut sans inconvénient absorber pendant vingt-quatre heures, cela dépend d'une foule de conditions et de circonstances tout à fait spéciales. On peut dire en général, que la proportion *utile* pour l'homme sain est d'un demi-litre par jour ; et pour les estomacs faibles, la moitié suffit, c'est-à-dire un demi-verre à chaque repas.

Je n'irai pas jusqu'à dire qu'il faudrait supprimer complètement l'usage du vin, ce serait dépasser les limites ; surtout pour les travailleurs et les gens qui dépensent beaucoup de force musculaire, il est d'une grande utilité, et *un peu* de vin est indispensable ; mais, en général, on en boit trop. Il est inutile de rappeler les effets désastreux produits sur l'organisme par l'excès des boissons alcooliques ; malheureusement, on les connaît trop de nos jours : il suffit de dire que l'alcool est un des poisons dont les effets sont les plus pernicieux et les plus incurables, parce qu'en agissant d'une façon fatale et continue sur les organes, il les use et les détruit, en même temps qu'il ôte toute force de résistance à l'état général, en certains moments où il aurait le plus besoin de son entière énergie. C'est ainsi qu'en cas de maladie grave, l'alcoolique ne résiste jamais ; il est perdu. Qu'il contracte une pneumonie, ou une fluxion de poitrine, par exemple, neuf fois sur dix, il en mourra, et s'il en échappe, ce sera pour traîner de pleurésie en bronchite et réciproquement, jusqu'à ce que la tuberculose le terrasse. Et bien des gens s'imaginent que pour être alcoolique, il faut s'enivrer, se saoûler, pour parler franchement ; mais pas du tout : si vous arrivez à deux ou trois litres de vin par jour ; si vous buvez deux ou trois apéritifs, ou bien autant de petits verres, vous êtes ou vous deviendrez *sûrement* alcoolique, *quoique vous n'ayez jamais perdu la raison un seul instant.*

J'en reviens à l'hygiène :

On a l'habitude de recommander le vin blanc aux personnes qui ont l'estomac malade ou affaibli ; sans contredit ce vin est léger et peut être favorable dans certains cas, lorsqu'il est nécessaire d'exciter les excrétions rénales, et de favoriser l'émission des urines; mais il a un grand défaut, défaut capital à mon avis, c'est d'être le plus souvent excessivement irritant pour la muqueuse stomacale, il entretient par conséquent les acidités si fréquentes, et, au lieu de calmer, entretient l'inflammation. De plus, c'est un excitant du système nerveux ; il est donc contraire aux personnes facilement excitables chez qui il provoque de l'insomnie et différents troubles névro-vasculaires.

Je préfère donc, dans la plupart des cas, le vin rouge naturel, vieux autant que possible, peu alcoolique, et renfermant une certaine quantité de tannin. Entre tous, c'est le vin de Bordeaux qui réunit le plus de qualités nécessaires à une bonne hygiène de l'estomac. Il est bien entendu qu'il doit toujours être étendu d'une forte proportion d'eau, soit la moitié ou même les deux tiers.

POUR BIEN DIGÉRER

— La première condition d'une bonne digestion, aussi bien pour les personnes en bonne santé que pour les sujets souffrants, est de manger lentement, à des heures régulières, et surtout de mastiquer longuement et de mâcher parfaitement; car la mastication en divisant les aliments et en broyant leurs particules, évite à l'estomac un travail pour lequel il n'est pas destiné, et qui lui serait très pénible; en effet, étant un organe mou, musculeux et lisse, il ne peut remplir les fonctions d'un organe dur, résistant et tranchant comme la mâchoire; et le pourrait-il, que ce serait au prix d'un surmenage excessif et pernicieux; c'est là une question de mécanique très simple et à la portée de tout le monde. Bien des digestions lentes, nombre d'atonies, et la constipation même, sont dues à une mastication défectueuse ou insuffisante.

— Il faut éviter de prendre les aliments trop chauds ou trop froids.

— Il est très hygiénique de se reposer immédiatement après les repas, *mais sans dormir*. Au bout d'une demi-heure environ, un exercice modéré, sans fatigue, ne peut que favoriser la digestion, promenade tranquille, jeux pas fatigants, marche modérée, etc.; mais il ne faut pas tomber dans l'excès, et, sous prétexte de se donner de l'exercice pour mieux digérer, faire des kilomètres à pied, monter à bicyclette, ou se livrer de suite à des travaux fatigants, marche exagérée, etc.

Il en est de même, et peut-être davantage encore, des occupations intellectuelles absorbantes. Rappelez-vous que toute fatigue, de n'importe quel genre, a son retentissement immédiat sur les fonctions digestives, qu'elle entrave ou retarde.

— Le petit déjeuner du matin doit être très léger, et pris de bonne heure, pour ne pas empêcher l'appétit au repas de midi. Celui-ci doit être le plus copieux des trois, et le meilleur de la journée, car il est préférable de manger moins le soir; le sommeil est plus calme, et plus réparateur après un repas frugal et léger. A propos du petit déjeuner, je dois dire à ceux qui me demandent lequel est préférable du café ou du chocolat au lait, que je préfère le café ; sans doute le chocolat est plus nourrissant, mais plus lourd. On a accusé le café au lait d'être débilitant, c'est une erreur : pourquoi, en effet, deux substances, réunies en simple mélange, et non pas en combinaison nouvelle, perdraient-elles leurs propriétés respectives?

— Ne fumez pas, ou le moins possible, et surtout n'avalez jamais la fumée de tabac : vous vous intoxiquez lentement.

— Ne vous serrez pas dans vos vêtements. Portez de préférence des bretelles qui vous permettent de ne pas comprimer la ceinture ou la boucle de votre pantalon. Les femmes devront laisser du jeu dans leur corset pour le développement de leur thorax et de leur diaphragme : qu'elles s'imaginent bien que les corsets droits rigides sont aussi nuisibles que les autres. Ils font croire traitreusement qu'ils laissent un vide devant le creux épigastrique pour lui donner de l'aisance ; c'est la plupart du temps une feinte, et ils appuient d'ailleurs si malencontreusement sur le ventre que les fonctions des organes pelviens en sont presque toujours lésées.

— Il est nuisible de lire en mangeant ; et comme il est impossible de bien faire deux choses à la fois, en ce cas vous ne savez ni ce que vous mangez, ni ce que vous lisez.

— Au dessert, ou immédiatement après les repas, ne souriez jamais à la déesse de Cythère.

— Evitez tout ce qui peut produire l'indigestion, en vous rappelant que celle-ci est le commencement de la dyspepsie.

— Délestez votre gros intestin régulièrement une fois par jour, et à heure fixe, le matin de préférence.

— En hiver, évitez le froid aux pieds, pendant vos repas principalement.

— S'il vous manque des dents, recourez au dentiste et faites-les remplacer.

— Il est préférable de ne se coucher qu'au moins deux heures après le repas du soir et de rester au lit environ huit ou neuf heures, suivant la fatigue de la journée.

— Un oreiller de crin est préférable à un oreiller de plume ; la tête est mieux soutenue et la congestion céphalique mieux prévenue.

— Et pour terminer, n'abusez de rien.

Précis d'hygiène alimentaire

à l'usage des dyspeptiques

Les indications qui vont suivre sont des indications générales, qui peuvent convenir à toutes les affections du tube digestif, à toutes les personnes qui digèrent mal. Il est évident qu'on ne peut donner que des règles d'ensemble qui doivent être suivies dans la majorité des cas.

Mais il y a dans la conduite de certains estomacs, des anomalies, bien plus fréquentes qu'on pourrait le croire, qui déconcertent les conseils les plus clairvoyants ; ces anomalies, il faut les respecter. L'hygiéniste n'a rien à faire contre elles, et il doit laisser la nature agir à son gré. Presque chaque jour, par exemple, je vois à ma consultation des malades qui ne peuvent supporter le lait, et me demandent de leur indiquer une autre boisson ; d'autres sont fortement incommodés par un morceau de blanc de poulet, et digèrent sans la moindre gêne des charcuteries variées ; un œuf à la coque, ou une côtelette grillée, procurent à d'autres des pesanteurs invincibles, et ceux-là digèrent bien les ragoûts les plus épicés. A cela, que voulez-vous dire, sinon : « Mangez sans crainte ce que vous digérez, car pour vous, le meilleur aliment est ce qui vous incommode le moins. »

La quantité des aliments ingérés doit être tout aussi considérée que leur qualité.

Certaines substances, même très digestibles, ne causent aucun malaise, si on en consomme d'une façon raisonnable, mais deviennent très indigestes, si on abuse de leur réputation *de légèreté*, pour en faire un usage immodéré. En effet, l'estomac a des capacités d'élaboration qui sont loin d'être indéfinies, et le suc gastrique est produit pour émulsionner une quantité normale d'aliments, très variable suivant les individus, quantité au-delà de laquelle le surplus des ingesta n'est pas atteint. Il en est de même de la quantité de boisson utile à une bonne digestion; *en général*, il faut boire en mangeant; le plus souvent, il serait très pénible de s'en passer, et même les fonctions consécutives s'en ressentiraient beaucoup, en s'accompagnant de lenteurs, tiraillements, acidités, etc.; mais, il ne faut pas trop boire, car alors le suc gastrique, trop étendu et dilué, perdrait ses propriétés digestives, et ne pourrait plus *attaquer* la masse alimentaire. La quantité de boisson doit être proportionnée à celle des parties solides, et doit varier pour les petits et gros mangeurs, de un verre à un demi-litre, ou même plus par repas ; il est aussi nuisible de manger *à sec* que de boire trop.

— Ces principes généraux posés, je vais donner d'une façon aussi simple que possible, la nomenclature des aliments que *la plupart* des dyspeptiques peuvent se permettre et ceux dont ils doivent s'abstenir. Je les ai rangés en deux colonnes, et par lettres alphabétiques, pour chaque catégorie, de façon qu'on puisse être renseigné au premier coup d'œil.

PERMIS	DÉFENDUS

POTAGES ET SOUPES

Permis

Bouillon dégraissé.
— aux pâtes.
— au riz.
— consommé.
Potage au lait avec pâtes; riz; semoule; vermicelle; tapioca.
Potage aux grenouilles.
— à la crème.
— aux herbes.
— aux jaunes d'œufs.
— à la laitue.
— au potiron.
— à la purée de lentilles.
— à la purée de pois.
— à la purée de haricots.
— à la purée de navets.
— aux pointes d'asperges.
Panade claire.

Défendus

Potage bisque.
Soupe aux carottes.
— au céleri.
— aux choux.
— au fromage.
— au macaroni.
— aux marrons.
— à l'oignon.
— à l'oseille.
— aux poireaux.
— aux tomates.

VIANDES

Permis

Agneau.
Abatis de volailles.
Biftecks grillés.
Blanquettes.
Cervelles.
Chevreau.
Côtelettes rôties.
Dindonneau.
Epaule de mouton.
Filet.
Faux-filet tendre.
Gigot sans ail.
Jambon maigre cru.
Langues.

Défendus

Andouillettes.
Bœuf à la mode.
— à la sauce.
Boudin.
Canard.
Charcuteries.
Cerf, chevreuil.
Côtelette à la sauce.
Foie de veau et de bœuf.
Fraise de veau.
Gibiers en général.
Gras double et tripes.
Hachis
Lièvre.

VIANDES (suite)

PERMIS

Lapin sans vin.
Pigeon.
Pintade.
Poulet.
Porc très maigre.
Riz de veau.
Selle de mouton.
Veau rôti.

DÉFENDUS

Marinades.
Miroton.
Mou de veau.
Museau de bœuf.
Oie.
Pâtés.
Pieds de porc et de mouton.
Pintade.
Ragoûts.
Rognons.
Saucisses et saucissons.
Tête de veau.
Viandes de conserves.

SAUCES

PERMIS

Sauce béchamel.
— blanche.
— blonde.
— à la crème.
— hollandaise.
— au jus de viande.
Sauce au lait.
— maître d'hôtel.
— poulette.
— printanière.
— tortue.
— suprême.
— velouté maigre.

DÉFENDUS

Sauce beurre d'anchois.
— beurre noir.
— bordelaise.
— aux champignons.
— chasseur.
— madère.
Sauce matelote.
— mayonnaise.
— piquante.
— provençale.
— rémoulade.
— tomates.
— verte, et en général les sauces où il entre, à chaud ou à froid, de l'ail, de l'échalote, du laurier, de la cannelle, de la moutarde et autres aromates ; des préparations au fromage, gratin, etc. ; des champignons, des truffes, du raifort, cornichons, etc,

PERMIS	DÉFENDUS

POISSONS, CRUSTACÉS, MOLLUSQUES, ETC.

PERMIS	DÉFENDUS
Alose.	Anguille.
Barbeau, barbillon.	Cabillaud.
Barbue.	Crabes.
Brême.	Crevettes.
Brochet.	Coquillages de toutes sortes.
Carpe.	Ecrevisses.
Carrelet.	Escargots.
Colin.	Fritures en général.
Congre.	Hareng.
Dorade.	Homard.
Grenouilles.	Langouste.
Huîtres.	Maquereau.
Limande.	Moules.
Merlan.	Morue.
Mulet.	Raie.
Perche.	Sardines.
Plie.	Saumon.
Rougets.	Thon.
Sole.	
Truite.	
Turbot.	
Vive.	

ŒUFS, PATES

PERMIS	DÉFENDUS
Œufs frais à la coque peu cuits.	Œufs durs.
— sur le plat à peine coagulés	— au beurre noir, au fromage.
— pochés au bouillon, au lait, ou à l'eau.	— frits.
Omelette simple peu cuite.	Omelettes au lard, aux oignons, aux fines herbes.
Omelette soufflée.	Macaroni.
Tôt-fait.	Nouilles.
	Pâtes à la friture, crêpes, rissoles, etc.

PERMIS	DÉFENDUS

LÉGUMES

PERMIS	DÉFENDUS
La plupart des légumes verts herbacés cuits et hachés finement, sans côtes, tels que :	Artichauts crus.
Chicorée.	Aubergines.
Cresson.	Betteraves.
Epinards.	Carottes.
Mâche.	Champignons.
Laitue.	Choux-fleurs non écrasés.
Pourpier.	Choux, choucroute.
Les purées de légumes frais ou secs de :	Céleri.
Choux-fleurs.	Concombres, cornichons.
Fèves de Marais.	Cresson cru.
Haricots.	Crudités en général.
Lentilles	Flageolets.
Navets.	Haricots secs non écrasés.
Patates.	Lentilles idem.
Pois.	Navets idem.
Pommes de terre.	Melons.
Topinambours.	Oignons.
Riz.	Poireaux.
Artichauts cuits sauce-blanche.	Pommes de terre à la sauce.
Asperges.	— en robe de chambre.
Haricots verts.	Radis, raves.
Pois verts.	Salsifis.
	Tomates.
	Truffes.

DESSERTS, FROMAGES, FRUITS, PATISSERIES

PERMIS	DÉFENDUS
Abricots bien mûrs.	Amandes vertes ou sèches.
Ananas.	Baba.
Biscuits secs de Reims.	Bananes.
Cerises douces.	Beignets secs ou aux pommes.
Choux à la crème.	Biscuits de Savoie.
Compote de pommes.	Brioche chaude.
Crème de lait fraîche.	Cakes.
— à la fleur d'oranger.	Cerises acides.
— fouettée.	Cerneaux.

PERMIS **DÉFENDUS**

DESSERTS, FROMAGES, FRUITS, PATISSERIES

(*suite*)

PERMIS

Crème au citron.
— à l'orange.
— à la vanille.
Echaudés.
Flan.
Fromage de Brie doux.
— à la crème
— de Coulommiers.
— Mont-Dore.
— Port-Salut.
— Petit-Suisse.
— Saint-Marcellin.
Gâteaux feuilletés.
Gâteaux secs à thé.
Gelée de groseilles.
— de pommes.
Grenade.
Macarons bien levés.
Madeleines de Commercy.
Meringues.
Miel.
Œufs au lait.
— à la neige.
Oranges et mandarines.
Pruneaux cuits.
Prunes très mûres.
Pain d'épices.
Raisins.
Soufflé de riz.

DÉFENDUS

Coings.
Confitures de cerises.
— de fraises.
Croquignoles aux amandes.
Dattes.
Figues.
Fraises.
Frangipane.
Fruits glacés et confits.
Fromage de Camembert.
— de Chester.
— de Gruyère.
— de Hollande.
— de Livarot.
— de Marolles.
— de Roquefort.
Et tous les fromages forts.
Galette.
Gâteaux d'amandes.
Gaufres.
Glaces et parfaits.
Groseilles.
Marrons.
Massepains.
Nèfles.
Noisettes et noix.
Nougat.
Pêches.
Poires et pommes.
Plum-pudding.
Prunes peu mûres.
Raisiné.
Savarin.
Tourtes.

PERMIS	DÉFENDUS
BOISSONS	
Bière faible en alcool.	Absinthes, blanche, verte oxygénée (*poisons*), bitters, vermouth.
Café léger.	Café noir concentré.
En certains cas, Champagne pur ou étendu d'eau.	Cidre, poiré. Le cidre est parfois très bien supporté.
Eau pure (c'est la plus hygiénique des boissons).	Liqueur : il n'y a pas de bon alcool pour l'estomac; la petite goutte qui fait digérer, fait naître, peu de temps après, de plus grandes souffrances.
Eau sucrée avec des sirops.	Vins purs.
Eau rougie (Vins de Bordeaux).	Stout, Pale-Ale.
Eau de Seltz en petite quantité.	
Eaux minérales légèrement gazeuses.	
Infusés de camomille.	
— centaurée.	
— mélisse.	
— quinquina.	
— quassia.	
Thé léger (excellente boisson, surtout si l'on emploie des thés aromatiques, mais peu excitants.)	

Je répète que les données ci-dessus sont générales, c'est-à-dire conviennent à la plupart des personnes qui digèrent mal; nous n'avions pas en effet à tenir compte des anomalies parfois si bizarres que présentent certains estomacs dans leurs aptitudes digestives.

A PROPOS DE TRAITEMENT

Nous avons indiqué les préceptes qu'il convenait le mieux d'observer, pour se préserver des maladies d'estomac. Si nous n'ajoutons pas quelques formules thérapeutiques de traitement, c'est que, d'abord, cela s'éloigne du but que nous nous sommes proposé dans ce volume, et ensuite parce que les affections stomacales sont très multiples, et se présentent souvent d'une manière aussi différente dans leurs formes, que dans leurs phases. Elles sont aussi variables que les causes qui les produisent, et on pourrait même dire que les individus eux-mêmes. Il faut donc, pour réussir sûrement dans le traitement et obtenir la guérison, une ordonnance bien appropriée et bien conforme au cas pathologique de chacun.

Si on pouvait compter les maux qui dérivent de traitements mal appropriés, on serait effrayé de leurs conséquences.

Je vais citer un exemple, pour bien montrer aux malades combien il est nécessaire que leur affection soit bien connue et bien differenciée, pour arriver à des résultats réellement satisfaisants. Il faut bien savoir que les affections stomacales sont loin de se réduire à la gastralgie, à la gastrite ou à la dyspepsie; il y a des gastralgies tout à fait différentes de nature, des gastrites de même, et la dyspepsie présente des particularités si bizarres et si contraires que, dans tel cas, un médicament réussira à merveille et dans tel autre il exaspérera le mal et la douleur. Voici, par exemple, deux dyspepsies : la première, *dyspepsie hyperchlorhydrique;* la seconde, *anachlorhydrique;* l'une est produite par un excès d'acidité dans l'estomac; l'autre, au contraire, par un manque de cette même acidité. Si vous donnez au premier malade un composé acide, par exemple, immédiatement il va souffrir deux fois plus. Il en sera de même si vous donnez au second une eau minérale alcaline. Mais, si vous savez approprier à chacun d'eux le médicament, ils seront instantanément soulagés. De même pour la dilatation, pour l'atonie, etc.

Voilà pourquoi il est impossible que le même médicament réussisse dans toutes les sortes d'affections digestives. Qu'une *alimentation* légère et bien comprise convienne à tous les estomacs, c'est parfaitement admissible et logique; mais il n'en est plus du tout de même du *traitement*. Ce sont là les causes pour lesquelles nous n'avons pas jugé bon d'indiquer des formules thérapeutiques générales, préférant donner aux malades le conseil sage et désintéressé de s'en rapporter à la clairvoyance d'un spécialiste ou de leur médecin.

TABLE DES MATIÈRES

Conséquences des maladies d'estomac.

Conseils pour se préserver.

L'alimentation.

Nature et propriétés des principaux aliments.

Pour bien digérer.

Précis d'hygiène alimentaire.

A propos de traitement.

Paris. — Imprimerie G. Picquoin, 53, Rue de Lille.

Eau de Pougues-Saint-Léger

L'action régulatrice de cette eau sur la nutrition, si remarquable, que Trousseau, (cependant peu suspect de partialité pour les eaux alcalines), n'hésite pas à la déclarer unique, a valu à cette eau sa réputation d'excellent adjuvant dans le traitement des maladies de l'estomac et de l'intestin. D'ailleurs sa composition minérale explique cette action.

Dans son ensemble, cette composition est, en effet, alcaline, mais sans excès, et l'on comprend son heureuse influence sur l'acte de la digestion. L'analyse prouve que sur 3 grammes de bicarbonates alcalins contenus dans un litre de cette eau, le bicarbonate de chaux tient la tête (1 gr. 70) en proportion double du bicarbonate de soude (80 centigrammes) et quadruple du bicarbonate de magnésie (40 centigrammes)

Nous sommes donc en présence d'une eau alcalino-calcique. Si, d'autre part, on considère que sa petite proportion de magnésie empêche la constipation et la rend plutôt légèrement laxative, tandis que sa lithine et son iode favorisent la secrétion urinaire et la respiration cutanée, on se trouve amené aux mêmes conclusions que l'éminent clinicien de l'Hôtel-Dieu.

A ces divers éléments, il convient d'ajouter l'acide carbonique dont elle est particulièrement riche, en renfermant 4 grammes par litre, dont moitié environ à l'état libre, en simple dissolution dans l'eau, et moitié à l'état de combinaison dans les bicarbonates. L'acide carbonique libre qui se dégage le premier rend cette eau légère, agréable, piquante, un peu acidulée ; le gaz des bicarbonates ne se dégage, au contraire, que peu à peu, pendant tout le trajet de l'eau, à la rencontre des divers acides de la digestion. De là, tout le long des voies digestives, l'action doucement excitante qui est aussi une caractéristique de son action thérapeutique.

Et si les seules considérations, tirées de la composition chimique de cette eau, ne suffisent pas à expliquer complètement son rôle dans les fonctions digestives, nous ne devons pas oublier, qu'avec certaines eaux minérales naturelles, pour expliquer l'importance de leur action thérapeutique, si souvent très supérieure à celle qu'on pourrait attendre de leurs éléments minéralisateurs il faut reconnaître un pouvoir spécial, inexpliqué dans l'état actuel de la science et reposant probablement sur un groupement particulier de leurs molécules minérales. C'est ce que Durand-Fardel appelait la dynamicité, et ce qu'on a tenté depuis d'expliquer avec la théorie des « ions ».

Toujours est-il qu'à propos de l'eau de Pougues-Saint-Léger, la nécessité d'admettre ce pouvoir dynamique, à elle conféré par la nature, s'impose plus que jamais ; et si elle ne suffit pas à elle seule pour guérir radicalement les maladies d'estomac, on peut dire qu'elle est le complément tout indiqué de tout traitement sérieux.

Dans l'hypochlorhydrie, on devra la prendre un peu avant les repas. On sait, en effet, depuis les expériences de Cl. Bernard, que les alcalins introduits dans l'estomac vide ont pour effet d'activer la sécrétion du suc gastrique. Prise en petite quantité ou par fraction, une heure ou une demi-heure avant le repas, elle ramènera la sécrétion gastrique normale et régularisera le chymisme stomacal, si on a soin de la donner encore en quantité modérée au courant du repas.

Dans les cas d'hyperchlorhydrie, il faudra au contraire la donner en abondance pendant le repas sur la fin, au début de la digestion. La donner avant serait provoquer la formation du suc gastrique déjà en excès, tandis que, pendant le repas, l'eau employée libéralement neutralise par ses sels alcalins l'excès de l'acide chlorhydrique, de façon à ramener ici encore le chimisme stomacal à sa règle normale. De ce fait même, elle fera cesser les douleurs irritatives causées par l'action de l'acide chlorhydrique sur la muqueuse stomacale, sans préjudice de l'action calmante exercée directement par l'acide carbonique gazeux dégagé dans ces circonstances.

Mais cette judicieuse administration doit être entièrement laissée à la clairvoyance du médecin traitant ou d'un spécialiste qui devra indiquer lui-même le moment de l'ingestion, pour éviter toute erreur préjudiciable.

Chemin de fer du Nord

Principales stations thermales du réseau

Enghien-l.-Bains, Pierrefonds, St-Amand, Forges-l.-Eaux (Serqueux)

Prix des places de Paris aux stations thermales

de PARIS à	Billets collectifs de famille valables 33 jours					
	Prix pour 3 premières personnes			Prix pour chaque personne en plus		
Pierrefonds	66 »	44.40	29.10	11 »	7.40	1.45
Saint-Amand	159.90	108 »	70.50	26.65	18 »	11.76
Forges-l.-Eaux (Serqueux)	98.70	66.60	43.50	16.45	11.20	7.25

de PARIS à	Billets hebdomadaires individuels valables 5 jours, du Vendredi au Mardi.			Abonnements valables 21 jours			Abonnements valables 33 jours		
Enghien-les-Bains	2 »	1.45	0.95	34 »	17 »	26 »	17.60	27.20	36 »
Pierrefonds	15 40	11.50	7.60	104 »	52 »	78 »	55.20	83.20	111.20
Saint-Amand	32.20	24.65	17.75	....	....	....	87.20	130 48	173.60
Forges-l.-Eaux (Serqueux)	21.50	16.70	11.25	....	....	....	68 »	102.40	136 »

BAINS DE MER

BILLETS DE SAISON de toutes classes, **collectifs de famille,** valables pendant 33 jours, non compris le jour de l'émission, sous condition d'effectuer un parcours minimum de 100 kilomètres aller et retour, avec facilité de prolongation pendant plusieurs périodes de 15 jours ; ces billets conviennent aux personnes désireuses de faire un séjour de quelque durée de mer, et doivent être demandés au moins 4 jours à l'avance à la gare de départ. Uneréduction de 50 0/0 est accordée à chaque membre de famille en plus du troisième.

BILLETS HEBDOMADAIRES et CARNETS **individuels aller et retour** de toutes classes. Les billets hebdomadaires sont valables pendant 5 jours, du vendredi inclus au mardi inclus, ou de l'avant-veille au surlendemain des fêtes légales, recherchées par les personnes retenues en semaine par leurs affaires et pouvant, au moyen de ces billets, aller facilement passer un ou plusieurs jours près de leur famille.

Les carnets contenant cinq billets hebdomadaires peuvent être utilisés à une date quelconque dans le délai de 33 jours,

BILLETS D'EXCURSION **individuels ou collectifs de famille** de 2ᵉ et 3ᵉ classes, valables pendant toute une journée, de minuit à minuit. Ces billets, à prix excessivement réduits, permettent aux personnes disposant seulement des *dimanches* et des *jours de fêtes* d'aller, à peu de frais, respirer librement au bord de la mer. Ces billets ne sont valables que dans les trains spéciaux ou dans les trains du service ordinaire désignés à cet effet par la Compagnie.

Les billets individuels comportent des *réductions* allant de 20 à **72 p. 100,** suivant la distance; les billets collectifs de famille, ascendants et descendants, profitent sur les prix des billets individuels d'excursion d'une nouvelle réduction de 5 à 25 p. 100, selon que la famille est composée de 2 à 5 personnes et au-delà.

CARTES D'ABONNEMENT valables pendant 33 jours et comportant une réduction de 20 p. 100 sur le prix des abonnements ordinaires d'un mois. Ces cartes ne sont délivrées qu'à toute personne qui prend deux billets ordinaires au moins ou un billet collectif de famille.

BAGAGES. — Les billets de saison et les billets hebdomadaires donnent droit au transport de 30 kilos de bagages ; les billets d'excursion ne donnent droit qu'au transport des bagages à la main.

CHEMINS DE FER DE L'OUEST

Toutes les gares de province de la Compagnie de l'Ouest délivrent des billets d'aller et retour, pour les stations balnéaires et thermales du réseau de l'Ouest distantes de plus de 30 kilomètres de la gare de départ.

Ci-après l'indication de la durée de validité de ces billets et des réductions qu'ils comportent sur les prix du tarif général.

1° — *Jusqu'à 200 kilomètres* (1re et 2e cl.).

I. De 31 à 125 kilomètres. — Durée 3 jours. — Dimanches et Fêtes non compris. — Réduction 30 0/0.

II. De 126 à 200 kilomètres. — Durée 4 jours. — Dimanches et Fêtes non compris. — Réduction 30 0/0.

III. De 126 à 200 kilomètres. — Durée 10 jours, non compris le jour de la délivrance. — Réduction 20 0/0, avec minimum de perception de 28 fr en 1re cl. et de 18 fr. 90 en 2e cl. (aller et retour) (1).

3° — *Au-delà de 200 kilomètres* (1re et 2e cl.).

I. Durée 4 jours. — Dimanches et Fêtes non compris. — Réduction 30 0/0.

II. Durée 10 jours, non compris le jour de la délivrance. — Réduction 30 0/0, avec minimum de perception de 35 fr. 85 en 1re cl. et de 24 fr. 15 en 2e cl. (aller et retour) (1).

3° — *Au-delà de 250 kilomètres* (1re, 2e et 3e cl.).

Durée 33 jours, non compris le jour de la délivrance et avec faculté de prolongation d'une ou deux périodes de 30 jours, moyennant supplément de 10 0/0 pour chaque période.

Réduction de 40 0/0, avec minimum de perception de 56 fr. en 1re cl., de 37 fr. 80 en 2e cl. et de 33 fr. en 3 cl.e (aller et retour), sauf pour les billets de 1re et 2e cl. délivrés par les gares des lignes de Chartres à Angers et de Sablé à Nantes (par Segré ou par Blain), Saint-Nazaire et Redon, et pour les billets de 3e cl. délivrés par les gares des lignes du Mans à Angers et de Sablé à Nantes (par Segré ou par Blain), Saint-Nazaire et Redon, au départ desquelles aucun minimum de perception n'est exigé.

Les billets de 33 jours délivrés pour un parcours aller et retour de plus de 500 kilomètres donnent le droit de s'arrêter pendant 48 heures à l'aller et au retour à une station au choix de l'itinéraire suivi.

Les billets de 33 jours doivent être demandés à la gare de départ au moins trois jours à l'avance. Toutefois ils sont délivrés sans délai aux gares de (R. D., R. G. et Orléans), Caen, Cherbourg, Versailles-Chantiers, Villiers-Neauphle, Houdan, Dreux, Rambouillet, Chartres, Courville, La Loupe, Condé, Nogent-le-Rotrou, La Ferté-Bernard, Connerré-Beillé, Le Mans, Rennes, Brest, Redon, Sablé, Angers (Saint-Serge et Saint-Laud), Gennes-Longuefuye, Château-Gontier, Segré, Craon, Nogent-la-Gravoyère, Combrée, Pouancé, Châteaubriant, Nantes (Etat), Renozé, Nozay et Blain.

---

(1) Les billets délivrés pour Bagnoles-Tessé-la-Madeleine et pour Forges-les-Eaux sont valables pendant 25 jours (non compris le jour de la délivrance.)

www.ingramcontent.com/pod-product-compliance
Ingram Content Group UK Ltd.
Pitfield, Milton Keynes, MK11 3LW, UK
UKHW031907260826
14628UKWH00003B/1043

9 782019 627546